身体は不調を治す力を知っている

からだの無意識の治癒力

山口創
Hajime Yamaguchi

桜美林大学教授
身体心理学者

さくら舎

はじめに——脳が心身の不調をつくる!?

誰でも心を持っていることに疑いはないでしょう。

でも、自分の心をきちんと理解して生活している人って、ほとんどいないのではないでしょうか?

心は自分自身でもよくわからないものです。相手に対して恋愛感情を持っているのか、単なる好きなのかわからない、ということは経験したことがある人も多いのではないでしょうか?

そして、心は身体を通して表現されるものでもあります。無意識に行動してから、あとからそれに気づいて自分の心を知るということもあります。ですから、自分の身体、自分がしている行動に意識を向けることは、自分の心を理解することにつながるでしょう。

理解できればコントロールすることもできます。逆にいえば、理解できなければコントロールすることもできません。

こうして私たちは常日頃から、身体と対話しながら自分の心を理解してコントロールしながら生活しています。

このとき大切なポイントがあります。「自分の身体に問いかける」際に、できるだけその場に行ってその状況を「**皮膚感覚で感じる**」ことです。ネットの情報だけを頼りに判断して失敗したり、メールのやりとりだけで相手の本心がつかめないといったことは誰でも経験していることだと思います。

そこでぜひ、まずは皮膚感覚で感じる体験を大切にしてほしいと思います。こうして皮膚で感じたことによって、筋肉が緊張したりゆるんだりします。

そうした情報と、身体にあるエネルギーや疲労度などの情報が脳で統合されます。そして「やれそうだ」、あるいは「やめたほうがよさそうだ」などの勘《かん》が生まれます。

いま日本人の心の問題は加速度的に深刻化しています。うつ病は蔓延《まんえん》し、ネット依存、引きこもり、いじめ、児童虐待《ぎゃくたい》なども増加の一途をたどっています。

また、がん、慢性疲労症候群、肥満や高血圧などの身体の病気も年々増加しています。これらの身体の病気は身体の使い方が原因だったり、心にも原因があったりするのです。

心を考えるにあたって大事なことは、心を頭蓋骨の中、つまり脳だけに閉じこめないことです。心というのは、身体のさまざまな部位と相互に交流しながら形づくられていくものだと思うのです。そして、このことと共通しているのは、**心のほとんどは無意識の領域にあって、意識化されないということです。**

無意識でほとんど気づかないうちにはたらいているのが身体のはたらきです。胃や腸の動き、どんな姿勢をしているか、皮膚に何が接しているか、などなど、意識化されるのはごく一部でしかありません。しかし、そのような**身体から脳に伝わるメッセージによって、自分でも気づかないうちに、心は大きく変化していきます。**

私は心にとっての中枢《ちゅうすう》は、腸、皮膚、そして筋肉という3つの臓器が握っていると思うのです。

アリストテレスは心を知・情・意から成ると考えました。腸・皮膚・筋肉の3つの臓器は、それぞれ小さな脳のような役割を持っていて、知・情・意の三者と密接に関わっています。ですから、それらの臓器の持つ「小さな脳」としての役割を取り戻し活用することが、大きな脳（大脳）の暴走に歯止めをかけて、本当にすこやかで人間らしい心と身体を手に入れるための秘訣《ひけつ》ではないかと考えています。

そうすれば自分でも気づかなかった、抑圧された本来の能力を発揮させてくれるはずなのです。

特に「腸」と「皮膚」と「筋肉」に着目するのは次の理由からです。

腸は「意欲」や「生きる力」といった「根源的情動」を生みだす元になっています。また、腸は人の潜在意識に信号を送り、勘を鋭くしたり性格にも影響を与えています。

腸のはたらきが鈍ると、生きる意欲が湧《わ》いてこなくなり、抑うつや不安の強い性格にもなってきます。

また、皮膚は五感の中でも「根源的な感覚」である触覚を生みだします。触覚は外部の膨《ぼう》大《だい》な環境を知覚しています。これは五感の中でも特に重要で、すべての感覚をいきいきと活性化させるための土台となる感覚なのです。そしてさらに感覚は情動のベースになりますから、五感が活性化されないと情動もまた機能不全におちいってしまうのです。

さらに筋肉は、自分の意志で動かすことができる点で意志力を生みだします。また、人は手を動かしながら記憶したり、思いだしたりするように、知的なはたらきを助けています。しかし筋肉には自分の意志とは関係なく自動的に（無意識のうちに）動いている面もあり、そこは腸と同じように情動や情緒の土台となっています。

次に人間の心にとって、どのような側面が大事なのか、考えてみましょう。

私は人間にとって、言葉を話したり、論理的に考えるといったような知的なはたらきよりも、それを支えている**情動や感覚といった「感じる」はたらきのほうがはるかに大切**だと思います。なぜなら、「感じることがないと考えることすらできない」からです。

先ほどのアリストテレスの知・情・意のはたらきに順序をつけるとすれば、人が動くためにはまずは意欲や意志力が大切であり、次にその時々の気分や感覚（情）に応じた細かい動きがあり、最後に頭で考えて動く、という順序だと思います。

たとえば、運動が健康にいいことは頭ではわかっていても長続きしないのは、知的なはたらきである頭の機能が最も弱いからです。そして毎日の気分によって運動したりしなかったりするのは、気分や感覚のはたらきが頭のそれよりも強いからです。そして、たとえ気分がのらなくても運動できるのは、意志や意欲が最も強いからです。

ところが脳化された社会では、逆の順序で重視されています。自分の行動の理由について、感情や感覚的な説明ではなく、それらを排除した方法をことさら重視しています。その最たるものは裁判の判決です。

一般に裁判の判断は感情を交えずに熟考を重ね、きわめて理性的にされると思われています。ところがイギリスのプリマス大学の心理学者シモーヌ・シュナルたちは、そのような判断でさえも、自分の感覚によって簡単に変わってしまうことを明らかにしています。

彼らの実験では、すべての参加者に嫌悪感《けんおかん》をもよおすビデオを見せたあと、半数の参加者は石鹸《せっけん》で手を洗ってもらいます。残り半数の参加者には何もしませんでした。その後、「ある罪を犯した人にどのくらい強い罰を与えたいか」、評定してもらいました。

すると、石鹼で手を洗った参加者は何もしない参加者に比べて、より軽い罰しか与えなかったのです。それは、石鹼で手を洗った人は、身体の不快感が軽くなったからなのです。

この結果から、人が理性的な判断を下すときに感じている嫌悪感が、その判断に影響を与えていることがわかります。このように、感覚や感情は知の営《いとな》みにとって大きな影響力を持っているといえるでしょう。

このような例は、触覚や内臓のはたらきについてもたくさんの実験が行われており、心がいかに身体と結びついているかということは、Embodied mind（身体と一体化した心）と呼ばれていることからもわかります。

以上のように本書では、心を脳だけに閉じこめるのはやめて、代わりに「第2の脳」といわれる「腸」や「皮膚」、さらに行動力の源となり意志や感情を生みだす「筋肉」の3つの臓器を小さな脳、すなわち心のセンターとして考えていきます。

そしてそれら3臓器と脳との関係について紹介し、さらにそれらの鍛《きた》え方について具体的な方法についても、最新の研究成果をもとに紹介していきます。

3臓器をセンターとして鍛え、活用できれば、脳だけで感じ、考え、判断していたいままでの行動パターンの矮小《わいしょう》さや歪《ゆが》みに気づかせてくれるでしょう。

なにか困難な状況に遭《あ》ったり、仕事への意欲が希薄になってきたり、人間関係がうまくいかなかったりしたときに、その答えを身体に訊《き》いてみませんか。

●目次

第2章　腸から健康になる

第3章　皮膚から癒す

第４章　筋肉からの発信

第5章　健康心理学がすすめる健康法

からだの無意識の治癒力

――身体は不調を治す力を知っている

第1章　身体の声に耳を傾ける

身体の感覚を感じる

さて、ここで本書の基本的な考え方について説明しましょう。

「はじめに」で、人間の身体の中で「腸」「皮膚」「筋肉」に着目し、それらを「心のセンター」として扱う理由を説明してきました。それらは相互に影響を与えあいながら、「心」という現象が発生しているというイメージ（図1）になります。

さらに人間は日々「くらし」を営《いとな》んでいます。図1で「環境」という言葉を用いなかったのは、単なる物理的な環境という意味ではないからです。何時に起きて、何を食べて、仕事をして、何時に寝るといったことは、物理的な環境というよりも、その人の身近な活動という意味で「くらし」という言葉を使ったほうがぴったりくるでしょう。

心の不調や身体の不調や健康などを考える場合、このようなネットワークの中で考えていくことが大事だと思うのです。

従来の考え方ではどうでしょうか。たとえば、うつの人がいたら、精神科で脳（心）を診《み》てもらい、薬を処方してもらったり、カウンセリングを受けるというのが常識的な考え方でしょう。

しかし、たとえば多剤大量処法の問題などもあり、一筋縄《ひとすじなわ》では解決がむずかしい現状があります。ところが、前述のように全体的なネットワークで考えるとどうなるでしょうか。

心の不調であるうつに対しても、身体のほうからアプローチすることもできますし、さらにはくらしにアプローチすることもできるのです。実際、うつの人に対してヨガや瞑想《めいそう》といった身体にはたらきかける方法はとても効果があります。

うつなどの心の不調を持つ人のほとんどは、身体の感覚が鈍《にぶ》くなって身体の感覚をうまく感じられなくなっています。ですから、ちょっと伸びをしてストレッチをしてみるだけでも、その気持ちよさに改めて驚いたりするのです。

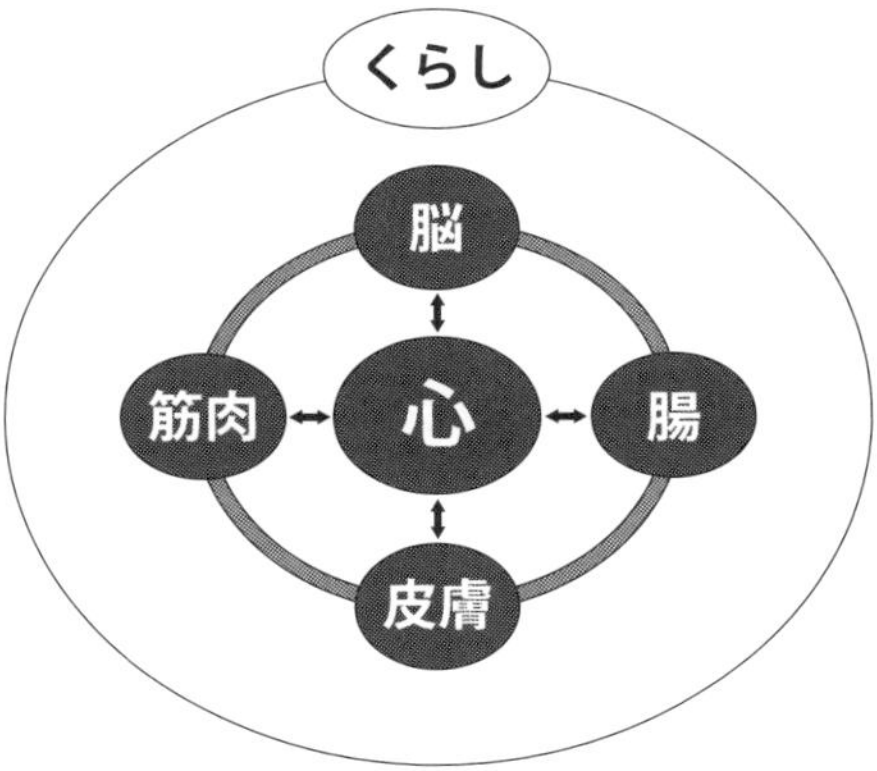

図１　脳、心、身体、くらしの関係

身体の感覚を感じることで、自分が身体を持って生きているという実感が湧《わ》いてくるのです。こうしたポジティブな気持ちが少しでも生まれればしめたものです。そこからポジティブな行動をしてみようという心の余裕が生まれてきます。

すると、外に出かけておいしいものを食べてみようといった意欲が湧いてきたり、店の人と交流するといったことでも、症状は大きく改善していきます。

さらには仕事を持つようになると、それによって規則正しい生活をするようになり、身体の調子もよくなり、うつもよくなっていくことは、よくあることなのです。

認知症にしてもそうです。認知症だからと病院や施設だけでくらしていると、どんどん症状が悪化してしまうことが多いでしょう。ところが認知症カフェのように、仕事をしてもらうようにすると、客の注文を一生懸命覚えようとして物忘れの症状が改善したり、時間や日付を理解する認知機能などが改善していくこともあるのです。

あるいは、マッサージのように皮膚にはたらきかけて、身体の感覚を取り戻すと、「自分」に対する認知の機能が改善したり、穏《おだ》やかで落ち着いている時間が増えて、ポジティブな行動も増えてくるのです。

ですから、**心の不調に対しては身体にはたらきかけ、身体の不調に対しては心にはたらきかける、あるいはくらしを改善してみる**といった、従来とは異なる観点からアプローチすることで、不調の症状がよくなっていくことは、多くの症状に共通することだといえるでしょう。

無意識に気づく

このとき、大切な点があります。

人の心と身体のはたらきというのは、そのほとんどが無意識的に行われているということです。内臓のはたらきや呼吸、身体の感覚などに対して、私たちはほとんど注意を払わなくても、いわば自動的にやってくれているのです。

ですから、行き詰まって（息詰まって）きたから、ちょっと深呼吸をしてみようなどの行動をとるためには、自分の心と身体の状態に意識を向け、気づけないといけないのです。図2のように、気づくことができれば、そこに介入することができます。

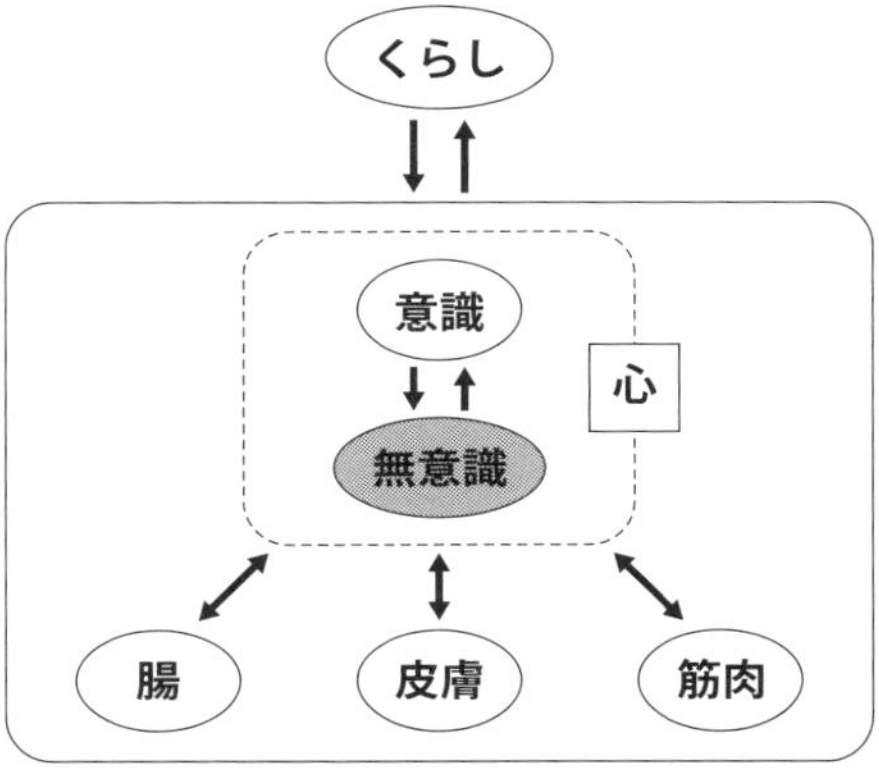

図2　無意識を意識化することが大切

たとえば私の例ですが、40代後半から健康診断でコレステロール値が高く、肝臓の炎症の値も高まり、血糖値も上がってきました。病院で精密検査をしても、原因がよくわかりませんでした。そこで自分なりに情報を集め、食生活の改善と運動をくらしの中に取り入れるようにしました。

食事は脂《あぶら》っこい食べ物は控え、野菜からとるように順番を変えたり、駅から大学までバスには乗らずにできるだけ速足で歩くようにしました。そうはいっても、最初からすぐに毎回うまくできたわけではなく、運動しようとしても三日坊主で終わってしまうことも何度もありました。しかし試行錯誤しながら、なんとか続けていくうちに、1年後の健康診断では、どちらの値も見事に健康な範囲に下がっていました。

そのようなくらしのちょっとした変化を生みだして、それを続けるためには、まずは質のよい知識を入手して、自分に合うやり方を見つけ、それを長期間続ける必要があります。

先に、うつの人に対して身体から変えていくことが大切だと書きました。しかし筋トレなどの運動を推奨しているわけではありません。心のうつ症状を改善するためには、ポイントがあります。それは**身体に意識を向けながら身体を動かす**ことです。

図2のように、意識を身体の感覚に向けながらヨガなどをすることで、身体の心地よい感覚が十分に感じとることができるのです。外を歩くときには、身体の内部の感覚や、頬が風を切る皮膚感覚などにもしっかりと意識を向けることです。そうすることで、無意識の感覚を意識化することができ、ポジティブな循環が生まれてくるのです。

本書はそのように、自分の心身の無意識の状態を意識化して気づくためのヒントを紹介し、気づいたときにどうしたらよいのか知識をお伝えし、そしてそれをくらしの中に定着させるための意志力のつけ方を紹介していきます。意志力といった心のはたらきさえ、身体を変えることで強めることができるのです。

本書は自らが心身の不調を回復したり、健康を維持・向上させるための参考になる知識について、いままでと少し違った観点から紹介したいと思い書いてみました。

これからの医療は、セルフメディケーションやセルフケアが推奨されています。それらを積極的に進めるためには、まずは自分で心身の不調に気づき、それを癒《いや》していくことが健康寿命を伸ばす秘訣《ひけつ》といえるでしょう。

そして多くの人が感じている、漠然とした生きづらさのような心の不調に対しても、このような考え方は有効なのです。

人が生きづらさを感じるのは

人間の身体というのは、環境に適応するように進化してきました。ところが現代の文明社会が築かれる前に、狩猟採集生活があまりに長く続いたため、人間もその時代に適した姿形や機能を残したまま現代に至っているのです。

ですから、後で詳しく述べますが、人間の身体は座るより立っていることのほうが身体にいいようにできていたり、じっとしているよりも走るために現在のような姿形になったわけです。

ところが文明は、人間が楽に快適に生活できるように発展してきました。文明の恩恵は計り知れないほど大きいので、私たちはとても快適に社会の中で生きていくことができます。しかし身体の自然は残されたままです。そこにさまざまな軋轢《あつれき》が生まれてきます。たとえば腰痛は一生の間に8割以上の人が経験するといわれています。肩こりもそれに次いで多いのです。さらに高血圧や糖尿病《とうにょうびょう》、がんなどさまざまな病気も、現代の文明が発達した先進国で多い傾向があります。

身体面ばかりではありません。これほど文明が発達して人間はさぞ幸福感や生きがいを感じているだろう、と思いたいところですが、そうではありません。

毎年の世界各国の調査では、先進国の幸福感は必ずしも高いとはいえません。特に日本人は先進国の中でも下位にあります。経済的な豊かさと幸福感は必ずしも比例しないようです。そして逆に、うつや不安などの心の問題の発症率は増加しています。先進国では自殺率も高いです。孤独に悩む人も増加の一途をたどっています。

そして挙句《あげく》の果ては、ＩＴやＡＩの技術が社会を牽引《けんいん》するようになって、多くの人々の雇用が奪われることも懸念されています。便利さや快適さと人間の幸福感や生きがいといったものは無関係であることに、そろそろ私たちはもっと自覚的になるべきときが来ているのではないでしょうか。

そうであれば、人間の幸福感や生きがいは、便利さや快適さとは別次元のものとして追求していく学問や組織があって然《しか》るべきです。最近になって、そのような指向性を持つ学問や組織が少しずつ増えてきたと感じているのは、多くの人がこの社会の中で生きづらさを感じているからに他ならないでしょう。

ただし、そのような活動の方向性として、反文明のように太古の昔の生活に戻ることを目指すのでは幸福感や生きがいは見出すことはできないでしょう。もしも未開の地でくらすのであればいいのかもしれませんが、日本で人里離れてくらすのでは、やはり窮屈で中途半端なものになってしまうことでしょう。

そうではなく、せっかくいまそこにある技術を駆使《くし》して、幸福感や生きがいを創出していくことが大切だと思っています。

脳を独裁者にさせない

テクノロジーは快適な世の中を実現するために、日々進化しています。屋外に出かけることも商品に触れることもなく買い物ができるネットショッピングのように、現代文明はいたるところで身体性が剝《は》ぎ取られています。それにともない、人が本来持っていた人間らしさが加速度的に失われていくような気がしてなりません。

現在の社会は、まさに脳がつくりだしたものだといえるでしょう。脳は人間の欲望を限りなく掘り起こし、それに火をつけ油を注ぎこみます。しかし脳は、そのような世の中をつくった結果、人間にとって何が奪われるか、ということなどまったく考えてはくれません。

私はこの脳がつくりだした世の中の趨勢《すうせい》にブレーキをかける役割を身体が担《にな》っていると思います。身体は自然そのものであり、脳にさまざまな影響を与え続けています。しかし、脳は欲望を満たすために自らを身体から切り離し、暴走を始めています。

一人の人間の全体を国にたとえていえば、**脳は独裁者になって、民衆である身体を隷属《れいぞく》させようとしている**のです。しかし当然のことながら、脳は身体がなくてはなんの活動もできません。一人ひとりの民衆がいきいきと幸せな人生を営んでこそ、国家が安定して栄えるのと同じように、一つ一つの細胞がいきいきとしていなければ、脳もそして心も幸福は感じないでしょう。

いまこそ本来の民主主義国家のように、身体の一つ一つの部位の声に耳を傾けるときが来ていると確信しています。そうすることで、国全体に活力が湧いてくるでしょう。

身体感覚を手がかりに

脳が、ほぼ無意識に動いている身体を意識するのはどのようなときでしょうか。

私は実験で確かめたことがあります。被験者に頭、顔、胸、手、足などの部位を意識してもらい、その部位にいまどのような感覚があるか書いてもらいました。すると書かれた内容に愕然《がくぜん》としました。ほぼすべてがネガティブなものだったのです。頭が痛い、頭が重い、胸がそわそわする、顔が強張《こわば》っている、手が冷たい、足が痒《かゆ》いなどなど。

当初、身体感覚をよみがえらせ、鋭敏な身体感覚を手に入れることが重要だと信じて疑わなかった私は、この結果に驚きました。身体感覚に意識を向けるほど、心はネガティブな方向に向かってしまうことになるのです。

しかし、この結果は私にとっては非常に興味深いものでした。身体はその警告信号としての役割を第一義的に持っていることがわかったからです。**身体の痛みや不調の感覚は、身に危険や病気があることを知らせてくれている**のです。

もしもそれが正常に感じられなかったとしたら、人間はとっくの昔に滅びてしまっていたに違いありません。このように、ネガティブな身体感覚を鋭敏に捉えることは、意味があることです。

ところで私の専門領域は、健康心理学です。これは人間のポジティブな側面に焦点を当て、そこを伸ばしていくやり方について研究するものです。健康な人にとっても、身体を使ってポジティブな面を強くしていけば、心もさらにポジティブなものになっていきます。

現在健康な人でも、日常の生活習慣を変えて病気になりにくくしたり、より人生の充実感や幸福感を追求していくことが大切です。これを第一次予防といいますが、そのためには身体を使うことが近道であり、それは大きな収穫をもたらしてくれるでしょう。

さらに、先に述べた身体感覚を早期に捉えれば、身体の病気の初期症状を捉えることができて、重症化を防ぐことができます。これは第二次予防といいますが、ここでも身体は大きな役割を持っています。

身体との上手なつきあい方を手に入れた人は、これまで脳だけで考えていたことを、身体を手がかりにして考えることができるようになります。それは人間の本来の姿であり、そのような態度を身につけると、人の能力を最大限に引きだすことができるでしょう。

このように**身体感覚を意識すれば、勘《かん》が鋭くなったり五感が覚醒されたり、いきいきとした感情を手にしたり、さらには思考も深まる**でしょう。

そこで、私たち日本人が持っているさまざまな問題を、身体を手がかりに探っていきましょう。

「胸が痛む」のは身体の判断

野生に生きている動物を、動物園の檻《おり》の中で飼育すると、しだいに動物たちの野生の本能は衰《おとろ》えていきます。自分で餌《えさ》を探したり、オス同士でメスを争うといったような、ハンターとしての本能が急速に萎《な》えていくのです。

都会というジャングルでくらす私たちは、どうでしょう。もちろん都会というジャングルは、やりたいことを実現できる可能性を秘めた、とても魅力のある場所です。自分の好奇心を満たし、いろんな食べ物にも満ちあふれ、おしゃれに着飾り、魅力をアップさせることもできます。

しかし、そういった欲望の充足のさせ方というのは、いってみれば「脳」を満足させていることになります。脳は底知れない欲望を生みだし、コントロールが利《き》きません。身体によくないものでも「おいしい」と判断すれば、どんどん食べたくなります。

みなさんは、食欲や性欲などの欲望は身体がつくりだし、それを脳がコントロールしているのだ、と考えていると思います。しかしそれはむしろ逆でしょう。

脳の欲望は簡単に暴走してコントロールが利かなくなります。それを身体が理性的な判断をして引きとめていると考えるべきなのです。

また脳は言葉を持ったために思考することができるようになりました。人類はそのお陰でコミュニケーションが円滑になり、文化や芸術も発展させてきました。

しかし言葉を持つことによる短所もあるのです。それは余計なことを考えてしまうことにあります。考えてもどうにもならない将来のことをあれこれと考えてしまうあまりに、余計に不安な気持ちが心の中に渦巻いてくることはないでしょうか？　あるいは、過去に失敗してしまったことをくよくよと考えてしまうため、余計に落ちこんでしまうという人もいるでしょう。人は言葉があるからこそ、いろいろなことを考えます。考えるからこそ解決できる問題もあるでしょうが、必ずしもそうばかりはいえません。

たとえば、ある動物園に脊髄《せきずい》を損傷して下半身が動かなくなってしまったチンパンジーがいるそうです。そのチンパンジーは、悲しんでいる様子は一切なく、むしろ目の前に来る人間に息を吹きかけてびっくりする顔を見て笑ったり、いま目の前で起きていることだけに意識を向けて過ごしているのだそうです。

言葉は、思考することによって、タイムマシンのように心を将来や過去に自由に連れていってくれますが、それだけでは幸せになれるとは限らないということがわかります。身体は「いま、ここ」から離れられないのです。

脳で考えて判断しない動物の行動を見るとそのことがわかります。ライオンや一部のサルで、「子殺し」という行動があります。これは、あるオスが群れのボスを追いだし、乗っ取りに成功したときに見られるものです。

群れの多くのメスは、先代のボスの子どもを育てています。1歳未満の赤ん坊がいるメスは授乳しているため発情しません。そこで、新しくボスになったオスは、群れのメスの赤ん坊を殺してしまうのです。授乳を止めればまたメスが発情して交尾できるからです。

このように考えると、動物の行動は理性的なものとはほど遠い、残忍なものだと思われるかもしれません。しかし動物の子殺しはせいぜい数匹です。そしてそれは、自分の遺伝子を残すという本能に基づく行動なのです。またケンカをしても相手を殺すことはありません。

それに対して人間はどうでしょうか。人類史上90パーセント以上の時代は、地球上のどこかで戦争が起こっていたといいます。その方法もどんどん進化し、核兵器で何万人もの罪のない人の命を一度に奪ってしまうほど残忍な方法まで発明してしまいました。まさに脳が暴走した結果だといえるでしょう。

身体が判断してすることは、せいぜい「腸《はらわた》が煮えくり返る」ほどの怒りのために、目の前の人と取っ組みあいのケンカをする程度でしょう。それでも相手が降参したら、それ以上痛めつけることは「胸が痛む」のではないでしょうか。そのような判断が身体の判断です。

都市が脳にかけている負荷

脳は身体の自然の欲求や判断を自ら切り離し、脳自身を満足させるために人工的な環境をつくってきました。そのため都市の環境は私たちの脳を疲労させ、能力を低下させているようです。

アメリカのミシガン大学の心理学者マーク・バーマンによると、「精神は限りあるマシン」であり、「都市環境がその限界をいかに超えているかということが少しずつわかりはじめた」のだそうです。

たとえば、都市の混雑した道路で数分過ごしただけで、脳の記憶能力やセルフコントロールの能力に大きな負荷《ふか》がかかるといいます。脳は常に騒音を耳にし、すれ違う人や交通や横断歩道など、膨大《ぼうだい》な量の情報を整理し、必要な情報を選り分け、重要な情報には常に注意を向けようとしています。さらにレストランなどのおいしそうな食べ物やデパートなどの購買欲を刺激する商品などの誘惑に打ち勝つため、脳は葛藤《かっとう》しています。

このような状況で認識能力をコントロールし続けるには多大な労力が必要です。それに対して、自然の中にいるときには、これほどまで脳を酷使《こくし》しないわけです。

この**脳の能力の低下を防ぐには、単純に身のまわりに自然環境を増やすだけでいい**のだそうです。植物を少し増やしたり、緑ある公園をつくったりするだけで脳への悪影響を軽減できるといいます。研究では、1時間自然に触れただけで記憶力や注意力が2割向上したとの実験結果も出ています。

姿勢が悪いと抑うつ的に

次に、現在の日本人が抱えているさまざまな問題について考えてみましょう。特に、脳の問題と考えられている症状を身体の末梢《まっしょう》部分から考えてみます。

現代の日本では、自殺者が年間２万人もいます。自殺者の多くは、うつなど将来に希望が見いだせず、自殺してしまうのです。これも身体の問題と密接な関わりがあります。

うつの人は、脳内で神経伝達物質セロトニンが不足していることがわかっています。**人体のセロトニンの95パーセントは、じつは腸がつくりだしています。**ですから腸のはたらきを高めて、腸内細菌のバランスをよくすると、セロトニンがたくさんつくられて、うつの症状がなくなって幸福感を感じるともいわれています。

また姿勢とも関係があります。

現在の日本人の姿勢はとても悪いのです。

実験によると、うつと姿勢の悪さも密接に関係しています。私の指導している大学院生の藤田裕子によると、うつ傾向の高い人の姿勢を測定してみると、猫背気味で首が下に向いていて、本当に「うつむき加減」の姿勢をしていることがわかりました。心のうつ傾向と、姿勢の因果関係は、「卵が先か鶏が先か」というように、どちらが原因と結果であるのかは、わかりません。ですが、そのような人に、胸を張って顔を前に向かせてみると、本当に「前向き」な気分が生まれてくることもわかっています。どちらもお互いを強めあっていると考えられます。

長時間集中して仕事や勉強をし続けるためには、背筋力《はいきんりょく》が必要です。背筋力が弱く猫背の人は、肺や胃腸が圧迫されるので、呼吸が自然に浅くなって、胃腸の調子も悪くなる傾向があります。

実際、子どもの背筋力が弱くなっているという指摘は数十年前からされており、その子どもたちが大人になった現在、日本人全体の背筋力がどんどん弱くなっているといえるでしょう。私は、うつ病の患者が年々増えているのは、このことと無関係ではないと思っています。

食べすぎやセックスレスが起こる理由

食や性の欲求も、もとは身体的な根源的で荒削《あらけず》りの欲求です。しかしそれは生命を維持したり、子孫を残すための欲求なので、ある程度満たされれば必要以上のことは求めません。そして、それを人間らしいものに変えて実現しようと考えるのが脳の本来のはたらきです。

家族や友人などとおしゃべりしながら食べるからこそ、食事がおいしくなる。愛する人とセックスするから快楽が味わえるわけです。これは脳と身体のバランスがとれている状態です。それが、脳が発達するにつれていつの間にか身体に比べて脳の活動が過剰になってしまった結果、ジャンクフードやファストフードばかりにおいしさを見いだすようになったり、セックスは汚《きたな》いとか面倒くさいという判断をして遠ざかってしまうのだと思います。

野生の動物は、たとえばマグロの赤身と脂ののったトロを選ばせると、赤身を選ぶそうです。それが、人間に飼い慣らされたイヌやネコなどのペットになると、トロを選ぶようになるそうです。そして、さまざまな病気にかかっていきます。

野生の動物にとって脳がやっていることは、空腹という身体の欲求に従って、身体にとってよい食べ物を見つけることが何よりも重要な課題であるわけです。そこで、いかに安全に効率よく食べ物を手に入れるか、ということを考えるようになります。身体が必要とする以上に狩りをしたり、食べすぎるといったことはありません。

ところが私たち日本人の大部分は、お金さえ払えばどんな食べ物でも口にすることができるようになりました。お金への欲望は脳でつくりだされる人工的なものですから、それは際限なく膨《ふく》れあがるでしょう。また、**脳の欲求に従うと身体ではなく脳を満足させるような食べ物を好むようになります。**

脳は摂取したカロリーの20パーセントも消費するので、カロリーができるだけ高い食べ物を好むのです。確かに食べたことによって一時的な満足はもたらしますが、腸内細菌のバランスを著《いちじる》しく悪くしてしまいます。

また、ジャンクフードを週1日以上食べる人は、ニキビや吹き出物など皮膚の状態も悪く、さらに精子のはたらきが悪いことも知られています。

セックスにしても、本来動物と同じく生殖が目的だった行為が、脳が肥大化して快楽の要素が強まった結果、脳は快楽だけを追求するようになったわけです。その結果として、特に都会では愛のないセックスが産業として広まるようになりました。

自然が豊富にある環境の中で生活している人は、そのような愛のないセックスをしたいとは思わないでしょう。人工的な環境の中で、日々いろいろな刺激を脳が処理しているうちに、しだいに本来の正常な判断力を失い、清潔で無味無臭な都市化と同様のベクトルの方向性に突き進んでしまったのでしょう。

特に日本人の恋人や夫婦に足りないものがあります。フランスやアメリカでは結婚相手に何を求めるか、という調査では上位に「性的魅力があること」があげられます。「誠実であること」などは日本でも欧米でも上位に上がります。

ところが日本では、「性的魅力があること」の割合はとても低いのです。夫婦や恋人は互いに性的な存在でもあり、そこに反応するのが身体的な判断です。誠実であることや金銭的なことは脳による判断です。それに比べると「性的魅力があること」は、きちんとセックスをして子孫を残せるかという判断で、それは身体がしているわけです。

もう一つは、若い人のセックスレスの問題があります。生身の女性に性的な魅力を感じなくなり、ビデオやネット動画によってしか性的な興奮を感じなくなり、果てはアニメなどの実在しない相手にしか感じなくなる人も増えているといいます。

いずれも性的欲求といった子孫を残すための大切な身体的な欲求が、脳によって捻《ね》じ曲げられてしまったために起きる現象だと思います。

こういった問題は、性教育のあり方にも通底していると思います。

性愛とは、まずは愛する人と一緒にいたい、という欲求から始まるはずです。そしてそれが次第に、手をつなぎたい、キスしたいとなり、そのようにして愛情を育んだ最終地点としてセックスという行為になるわけです。

そういったプロセスこそが、生物としての人間にとっての性の本質的な現象なのに、日本の性教育では、いきなり妊娠の仕組み、避妊の仕方、性病の予防といったことだけしか教えてくれません。それでは性が本来持っている役割や、愛情のすばらしさや愛を伝える触れ方などについて学ぶ機会が抜け落ちてしまい、単なる行為のレベルに矮小化《わいしょうか》されてしまうのではないでしょうか。

実験では、人は愛する人に触れて撫《な》でるときには、自然に5㎝／秒程度のゆっくりした速さで手を動かすことがわかっています。こうすることで、撫でられた人は皮膚にある「C触覚線維《せんい》」という快を感じる神経のはたらきが最大になるのです（第5章に詳述）。ですから誰かから教わらなくても、おそらく本能的に相手を愛するときのゆっくりした撫で方というのを身につけているのでしょう。

快楽の法則

ここで、脳の判断について改めて考えてみます。私たちはおいしい食べ物を食べたり、セックスしたり、お金を儲《もう》けたり、欲しいものが手に入った後、幸福感が感じられるでしょう。

これは私たちの心に**快楽をもたらしてくれる神経伝達物質（神経細胞が互いの連絡に使っている化学物質）、ドーパミンのはたらき**です。これは脳幹《のうかん》の上部にある神経細胞の集まりから産出され、報酬と運動をつかさどる脳の部位に作用します。

このことから、ドーパミンは快楽物質だと考えられてきました。しかし、これは問題の表面だけを捉えた分析にすぎません。事の本質はもっと深い部分にあることがわかってきました。

たとえば動物にジュースを与えると、ドーパミンの濃度が上昇します。しかし動物にジュースを何度も与え続けていると、脳でドーパミンがつくられるタイミングが早くなってきて、実際にジュースを飲む前につくられるようになりました。ドーパミンは、ジュースがもらえるという合図が出ると同時につくられるようになったのです。

このことから、報酬には2種類のものがあると考えられます。「消費の快楽」と「期待の快楽」です。ドーパミンは報酬がもらえるという期待があるときにもつくられるのです。しかし、さらに「期待の快楽」は、受け身的な期待よりも報酬を求めて自分で行動を起こすときに大量に分泌されるようになるのです。

ドーパミンは、脳で意欲を高めること以外にも、身体に行動を起こす準備をさせているわけです。アメリカのエモリー大学の神経科学者グレッグ・バーンズによると、「現実の世界では、行動と報酬は切り離せない。楽しいことは、じっと座っていてもやってこない。外に出て、自分から見つけないとならない」。

つまり、楽しいことを探しにいこうという気持ちを高めるのがドーパミンなのです。その証拠に、ドーパミンがつくられないようにしたマウスの口に食べ物を入れてやると、確かに喜びはするけれど、わずかの距離でも食べ物を取りにいくために歩くことさえしなくなりました。

ドーパミンがつくられないと、報酬のための行動を起こさなくなるのです。

このことは、人間の行動の本質を突いたものだと思います。果物などの食べ物が豊富にある森での生活を捨てて、危険に満ちたサバンナの世界を冒険することにした私たちの祖先の行動は、まさにドーパミンがつくりだしたものなのです。

その後も、食料を手に入れるために、石斧《せきふ》の形を工夫して変えてみたり、農作物を育てるだけではなく、新しい品種に改良してみたり、危険な食べ物に挑戦しておいしい食材に変えてみたり、いろんなところで冒険してよりよいものを目指して行動した結果、現在の文明が築かれたといってもよいでしょう。

ドーパミンは脳で産生する物質ですから、これはまさに脳がつくりだした文明の光の部分です。

無意識の出番

ところがその文明は、じつは「諸刃《もろは》の剣《つるぎ》」だったのです。探索したり、努力をせずとも報酬が手に入るように、逆に人間を怠惰《たいだ》な動物に退化させてしまいます。

いろいろな食材を買ってきて、奮闘しながらおいしい料理をつくらなくても、お金さえ払えばおいしい料理を提供してもらえます。さらには宅配してもらえば家にいながら楽しむこともできます。バスや電車を乗り継いで映画館に出かけなくても、レンタルビデオで借りれば映画を楽しめるし、さらには家に居ながらにしてネットを経由してすぐに観ることさえできるようになりました。

これではドーパミンが人間を駆り立てて便利で快適な世の中をつくってきたのに、皮肉にもその行き着く先はドーパミンがつくられることのない世の中だったといえるでしょう。これでは人間も家畜や動物園にいる動物たちと同じく、与えられる餌だけを食べて生きているようなものです。

それでも脳は快楽物質のドーパミンを渇望し続けます。その結果、暴走を始めるのです。たとえば食に関しては、「おいしい」とテレビや雑誌で話題になると、すぐに行列をつくって食べないと気がすまなくなります。むしろ行列に並ばないと、食べたときにドーパミンが出ないようになるでしょう。食べ物の情報が街にあふれる一方で、簡単にやせられるダイエットの情報があると、それに飛びつく人もまたあふれています。

こうして本来であれば生を守る本能的な行動である食の問題は、脳で判断する情報の問題にすり替わっていきます。こうして脳を満足させるため、身体を脳の支配下に置くようになっていきます。性の問題も同じです。脳を満足させるために、身体は商品化されていきます。

あとで述べますが、こうした脳の活動というのは、そのほとんどが潜在意識の下で行われています。私たちが意識できる心というのは、脳の活動のほんの一部にすぎません。ですから当然のことですが、私たちは脳の活動をコントロールすることはできないわけです。暴走したとしても、暴走してからそれに気づくのですから、コントロールなどできるはずはないのです。

よく学校でも家庭でも、「頭で（理性的に）考えて行動しなさい」とか「意志を強く持ちなさい」などといわれることがあります。しかしそれがいかにむずかしいかは、誰でも経験しているでしょう。そうするためには、じつはそのような意識の部分をコントロールしている無意識の部分を変えないといけないのだと思います。

それではどうしたらよいのでしょうか。唯一、できる方法は無意識のうちに行われている身体の活動を意識化してコントロールすることです。それは呼吸すること、姿勢を正しくすること、食べること、動くこと、人に近づくこと、人に触れることなど、ふだん無意識にやっている日常の生活を見直してみるだけでできるのです。

3層構造のピラミッド

このことについてもう少し見ていきましょう。私は人の心と身体と頭の関係を図3のように考えています。大きく3層構造のピラミッド型の構造から成り立つモデルです。この図を、アメリカの神経生理学者ポール・マクリーンの脳の3層構造モデル（図４）と対応しながら見てください。

ピラミッド型の最下段は「身体」です。これは身体を維持する、すなわち生きるために必要な部分を指しています。つまり、呼吸をしたり、心臓を動かして血液を身体中に循環させるはたらきです。これらは脳では脳幹の部分がつかさどっています。この部分は「爬虫類《はちゅうるい》の脳」ともいわれるように、ヘビやトカゲなどの爬虫類はこの部分まで備えています。

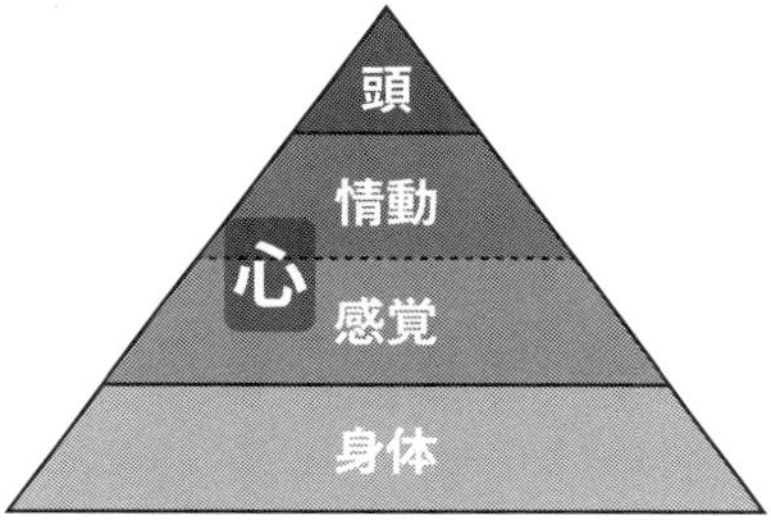

図３　身体、心、頭の関係

その一つ上段にあるのが、「感覚」です。いわゆる五感という言葉があるように、視覚、聴覚、嗅覚、味覚、そして触覚です。ただし「語感」がいいのでこのようにいわれますが、実際の人間の感覚はかなり異なります。

たとえば、五感には痛みや温度の感覚は含まれていません。また筋肉の緊張や喉《のど》の渇きなど身体内部の感覚も含まれていません。ただ、ここで詳しいことを書くとかえってややこしくなるので割愛します。

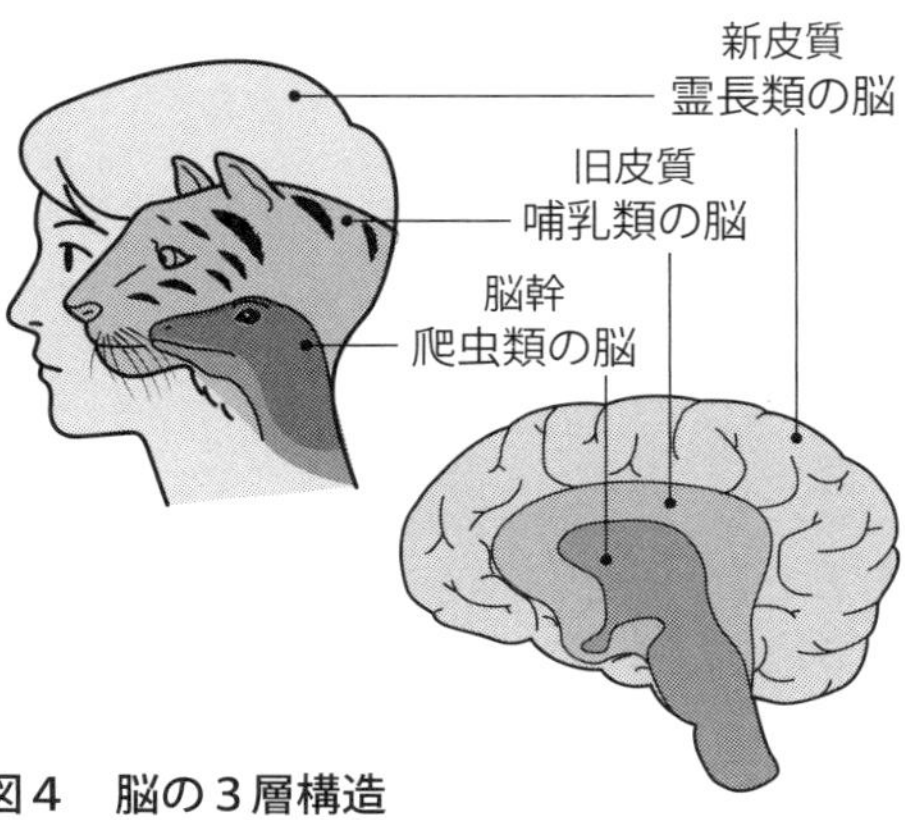

図4　脳の3層構造

内側から爬虫類の脳、哺乳類の脳、霊長類の脳ともいわれる

　ひとまず人間の感覚を五感だとすると、**最も根底にあるのが触覚です**。なぜなら、触覚以外の感覚はすべて、触れなくても感じられるからです。厳密にいうと、味覚は触覚の要素も含まれているので、舌に味の元になる物質が触れないと感じられません。いずれにしても、**人間は触覚があるからこそ、その物が確かにあるという「実在感」を感じることができるのです。**

　赤ちゃんが何にでも触ったり口に含んだり舐《な》めまわしたりするのも、それを味わっているのではなく、物の形状や材質を手と口で確かめているのです。

　そのような経験が元になって、将来、目で見ただけで、その物の感触などがわかるようになるのです。ですから赤ちゃんは、触覚が際立《きわだ》って優位な生き物だといえます。

　そして、触覚を感じるのが皮膚であることはいうまでもありません。ですから人間にとって、皮膚とそこで感じる皮膚感覚の重要性は、いくら強調してもしすぎることはないと思っています。そのことについては、第3章で詳しく見ていきましょう。

次に、一つ上段にあるのが「情動」です。情動も「喜怒哀楽」というように便利な言葉がありますが、実際にはもっと複雑です。

心理学では、意識にのぼってくるものを「感情」と呼び、意識にのぼってくる前の曖昧模《あいまいも》糊《こ》とした強い心の動きを「情動」と呼んでこれらを区別しています。喜怒哀楽といった感情は、この層の上のほうにあり、意識や「知」の部分と接しています。

喜怒哀楽といった感情よりも、もっと根底にあるのが「意欲」や「欲望」といった根源的な情動です。そしてそれらは内臓、特に腸のはたらきと密接な関係にあります。このことについては、第2章で詳しく解説しましょう。

脳では「感覚」と「情動」のはたらきは「大脳辺縁系《だいのうへんえんけい》」といわれる旧皮質がつかさどっています。

この部分は哺乳類の脳といわれるように、イヌやネコなどの哺乳類にまで進化してようやく発達してきた部分です。

最後に、最上段にあるのが「頭」すなわち「知」です。

この部分は、意識とも密接に関連していて、言葉で論理的に説明したり、理性的に推論したり、数字で計算して答えを導きだしたりするはたらきです。これに対応するのが「大脳新皮質」で、この部分はチンパンジーや人間で特に発達している部分なので、「霊長類《れいちょうるい》の脳」ともいわれます。

「悲しいから泣くのではない、泣くから悲しくなるのだ」

この3層の関係ですが、図3では3層の間には区切り線をつけていますが、実際にこれらは神経系や内分泌系、免疫系によって密接につながっていて、相互に影響を与えています。脳の中も含め、身体の中では自律神経系、内分泌系、免疫系が心と身体の関係を調節しています。

たとえば、ストレスによる高血圧や不眠、便秘などは自律神経系のバランスが崩《くず》れたことによるものであり、ストレスで女性が月経不順やニキビが出るのは内分泌系の乱れからであり、緊張が続いて風邪をひきやすくなったり、治《なお》りにくくなるのは免疫系の低下によるものです。

ストレスが長期間続くとこれら3つのはたらきは鈍り、その結果、身体の病気を引き起こすと同時に、特に感情に影響を与えてイライラしたり、不安やうつになったり、心の病気を引き起こします。

心と身体の関係についてはいろいろな見方や考え方があります。私たちの常識的な考え方では、「心が先にあって、それが身体反応として表れる」と考えると思います。たとえば「悲しい」という感情を感じると、「涙を流す」とか「胸がいっぱいになる」などの身体反応が表れると考えます。

しかし一方で、アメリカの哲学者ウィリアム・ジェームズは、「悲しいから泣くのではない、泣くから悲しくなるのだ」と心と身体の関係を主張しました。これと同時期にデンマークの心理学者カール・ランゲも同様の説を唱《とな》えたため、これらは一緒になって「ジェームズランゲ説」と呼ばれています。

行動のほとんどは潜在意識でやっている

私たちは、当然のように「心が先にあって、身体は心の命令に従って動くのだ」と考えているでしょう。しかし、本当にそうでしょうか。

たとえば、いまこの本を読んでいる目の動きに注目してみましょう。「目をこのように動かそう」などと考えていては、内容がまったく頭に入ってこないでしょう。あるいは、本を読んでいるとき、足を組んだり、貧乏ゆすりしていることはありませんか？

そのような動きは、本を読んでいるときに常に「足を組み続けていよう」「貧乏ゆすりしよう」などと思いながらやっているのでしょうか。友だちとおしゃべりしながら歩いているとき、自転車に乗っているとき、もっといえば寝ているときの動き（寝相の悪さ）など、例をあげればきりがありません。

このように動きというのは、ほとんどのものが私たちは気づかないでやっているのです。そして意識した動きというのは、氷山の一角でしかないようです。しかも意識は身体を動かすというよりもむしろ、自分が動いたことをあとから知って、そのことに合理的な理由を与えようとするだけの存在でしかないようです。

１９８０年代に、アメリカのカリフォルニア大学の生理学者ベンジャミン・リベットが行った実験は、非常に興味深いものです。まず参加者の頭皮に脳の電気的な活動を測定する小さなモニターを装着します。そして「指を動かす」決定をするように指示しました。

その結果、指を動かすという決定をする５５０ミリ秒（2分の1秒）前に、すでに脳では動作の準備をしていることがわかったのです。逆にいえば、脳が指を動かすための動作を始めてから2分の1秒も経ってから、私たちは指を動かそうと決めたと思っているのです。

どういうことなのでしょうか。

私たちのしている行動というのは、そのほとんどは潜在意識でやっていて、意識はそれを傍観者《ぼうかんしゃ》のように眺《なが》めていて、必要があればその行動を実行する前にそれを拒否することができる程度であるという主張もあります。ですから、私たちは自分の意思《いし》で行動しているのではなく、自分の意思で拒否することができるだけだとも考えられます。

のちにアメリカのハーバード大学の神経学者アルバロ・パスカルレオーネによって行われた実験では、参加者に動かす手をランダムに選ばせました。そのとき密《ひそ》かに、磁場《じば》を用いて脳の異なる半球を刺激してみます。すると、右利きの人は実験期間の60パーセントの間、右手を動かすことを選び、右脳が刺激されている間は、実験期間の80パーセントの間、左手を選んだそうです（右脳は身体の左半身を、左脳は右半身を統括しています）。

この場合、実際には動かした手の選択は、磁場の刺激といった外的な影響によって起こっていたにもかかわらず、参加者は「自分は手の選択を（外的影響とは独立に）自由にしたことを確信している」と報告しているのです。

おそらく、武道の達人や芸術家、一流のスポーツ選手のような身体の繊細な動きを追求してきた人は、このことがよくわかっていると思います。一瞬の隙《すき》に、意識で判断するよりも早く身体が動いて、結果が決まっていたというような話はよく聞きます。

あるいは、殺気を感じるとか、霊気を感じる、他人の視線を感じるなどといったことは、意識にはのぼらないほどの微弱な何かを身体が感じた結果を、あとづけで意識がそのような言葉で説明したものなのかもしれません。

このような議論は、心理学という学問的な立場からはとても興味深いテーマです。しかし、読者の方々にとってはそのようなことよりも、具体的にどのようにすれば身体を使って脳をコントロールすることができるか、あるいはすこやかな心身を手に入れていきいきとした生活を送るためにはどのようにしたらよいのか、具体的に示してほしいのではないでしょうか。

そこで、次からはそのような具体的な提案をしていきましょう。

勘や直感のはたらき

まず、勘や直感といわれるものについて見ていきます。

アメリカのタルサ大学のパーベル・レビスキーらの行ったとても興味深い実験があります。実験の参加者には、パソコンのモニター上のさまざまな場所に、現れては消える十字の位置を予測させるのです。十字が現れる場所には規則性があるのですが、その規則は非常に複雑なため、参加者は誰もその規則性について言葉で説明することができませんでした。

ところが、実験を繰り返すにつれて、少しずつ十字の位置を正確に予測できるようになっていきました。つまり参加者は、意識では説明することはできなくても、無意識のうちに規則性を学習していたのです。

このような勘や直感というものは、じつは身体レベルではもっと先に感じているようなのです。

アメリカの南カリフォルニア大学の神経学者アントニオ・ダマシオは、「ソマティック・マーカー仮説」を提唱しました。私たちが体験した出来事の記憶には、そのときに経験した身体の感覚が同時に「しおり」として刻みこまれているというのです。

そしてその後、似たような状況になったときに、身体の感覚を頼りに素早く判断することができるようになるということです。

私たちの感情には、いろいろな種類があります。私が調査したところ、それぞれの感情が起きるとそれに応じて筋肉の緊張のパターンが異なり、心拍や血圧、消化、発汗、気管支の収縮、胃腸の動き、瞳孔《どうこう》の拡大、表情の変化、立毛筋《りつもうきん》の収縮（鳥肌）などなど、さまざまな身体の変化がともないます。

そして、それらの変化は、ふたたび脳にフィードバックされていきます（図５）。細かく

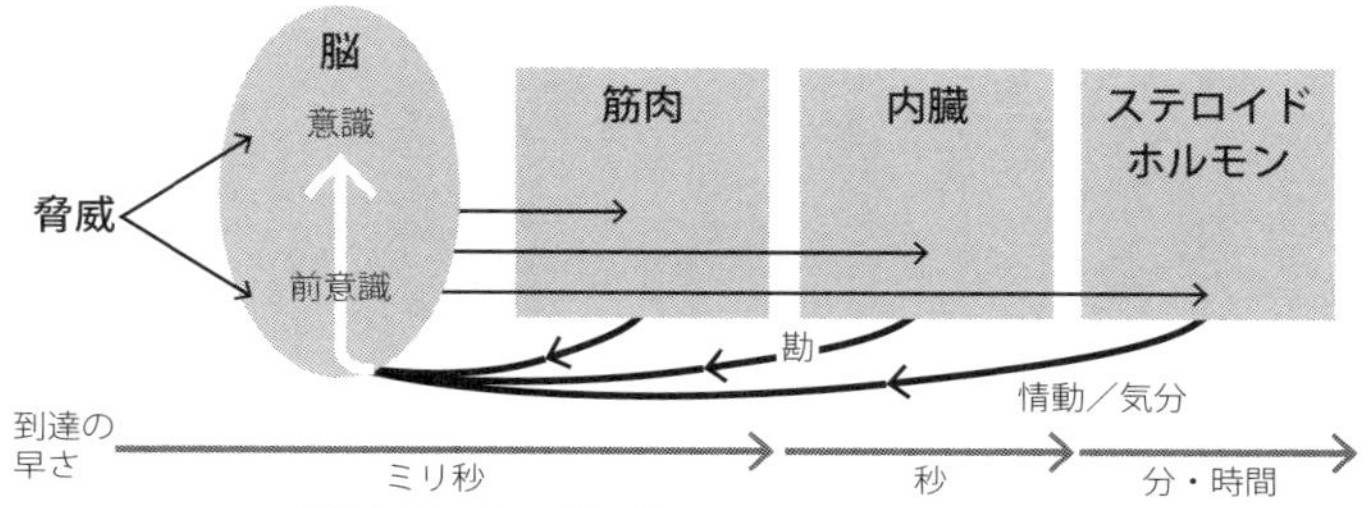

身体と脳のあいだの勘とフィードバックループ

図5　身体から脳へのフィードバック部位と時間差
［ジョン・コーツ 著・小野木明恵 訳『トレーダーの生理学』（早川書房）より改変］

いえば、そこには数ミリ秒で脳に届く筋肉からの情報もあれば、時間をかけて届くホルモンの化学物質もあります。

それでは、なぜそのようなフィードバック機構が備わっているのでしょうか。

ウィリアム・ジェームズは、「知覚したあとの身体の状態がなければ、知覚は形だけの認識であり、おぼろげで色のない、情動的な温《あたた》かさのないものになるだろう。そういうときに熊を目撃したら、走って逃げるのが最適と判断したり、襲われたら反撃しようと考えたりするが、恐怖や怒りを実際に感じることはできない」といっています。

脳はある状況を危険だと判断すると、それに対処するのにふさわしい身体の状態をつくりだします。身体は脳に、そのような状態が整ったことを伝えると同時に、感情や行動を矛盾《むじゅん》のないように一致させ、迫りくる危険に対処するために向かわせることが、フィードバックの理由だと考えられています。確かに、頭では危険だと判断していても、身体がリラックスしていたら、危険に対処できません。そして逆に、頭ではリラックスしようとしても、身体が戦闘モードだったら心は安まらないでしょう。現代人は多かれ少なかれ、このような状態にあるのです。

私はこれをさらに先に進めて、身体自体が危険を察知してそれを脳に伝えて感情を生みだしているのではないか、と考えています。状況を察知するのは、いわゆる「五感」です。たとえば危険な状況を見たとしましょう。このとき、「見た」と意識できるのは出来事が起きてから10ミリ秒経ってからなのです。視覚は脳で複雑な処理を行っているために、実際に「見える」まで時間差があるのです。

この時間差は、食うか食われるかという危機的な状況では決定的な差になります。そこで、「見た」と判断する以前に、脳は無意識の領域から身体にそれに備える命令を発して、いわば「自動的に」相手の攻撃をかわしたりしているのではないでしょうか。

先に紹介したように、「指を動かす」と決定する実験では、「指を動かす」と決定する以前に、脳の活動電位が計測されるわけです。ですから**私たちの身体の動きというのは、意識にのぼってくる以前に、すでに状況に反応しているのです。**

要するに、勘というのは身体が状況に応じて最もふさわしいパターンを脳に送っているものであって、それが意識にのぼってきたものだといえます。

実際に、実験してみましょう。たとえば、２つのスペル「ＦＶ」「ＦＪ」でどちらが好きか、何も考えずに判断してください。じつはどちらを好むかによってキーボードの熟達者かどうかがわかるのです。

「ＦＪ」を選んだ人は熟達者です。それは「ＦＪ」という文字はキーボードで左手と右手の人差し指を１回ずつ動かすため打ちやすいけれど、「ＦＶ」は左手の人差し指を２回動かさなければならないため、打つときの負担が大きいからであるといいます。

このように何を好むかといった判断は、身体レベルで無意識のうちに行っているのです。

勘や直感を磨くには

では、勘を鋭くするためにはどうしたらいいでしょうか。

イギリスのケンブリッジ大学のバーナビー・ダンらの研究グループは、被験者の実際の心拍数を心電図で測定すると同時に、自分で心拍を感じながら数えた回数の一致度を調べました。そして各被験者にカードゲーム（アイオワ・ギャンブリング・タスク――現実世界の意思決定を模倣した認知や情動の研究に広く使われる課題。被験者に４枚のカードを配り、そのカードはお金が儲かるか、損するカードになっている。どれが儲かるカードか損するカードか、最初はわからないが、ゲームを続けていくうちに、それがわかっていくようになる。多くの健常者は40から50試行後には儲かるカードを選び続けるようになる）に参加してもらい、直感で当たる正確さについて測定してみました。

すると、自分の心拍を正確に感じることができる人ほど、直感が正確だったことがわかりました。しかも細かく分析してみると、逆の因果関係、すなわち直感の正確さが心拍を感じる能力に寄与しているのではないことまでわかりました。

つまり、身体の信号が意識の先を行って、警告を発するといえるでしょう。

ただし、肥満の人は心拍を感じる能力が低いため、直感が鋭くないこともわかりました。

しかし、いつでも常に勘が正しいかというと、そうではないそうです。直感が正しいのは2つの条件がそろった場合です。第一は、同じパターンを繰り返すような規則的な環境にいる場合です。ランダムに数字が出てくるとしたら、それを当てることは不可能なのです。

第二は自分の勘による判断が正しかったか否《いな》かについて、すぐにフィードバックを受けることができる点です。直感で判断したとしても、それが正しかったかどうかわからなかったとすると、そこに学習する機会が生まれないため、直感が鋭くならないわけです。

きちんと「空腹感」を感じることが大切

次に、現代に生きる私たちの問題として、食の問題を考えてみます。

あなたは、「ああ、お腹がすいた」といった、空腹感をきちんと感じていますか？　おそらく「満腹感」は感じたことがあるはずです。この飽食《ほうしょく》の時代にあっては、満腹感は簡単に感じられるはずです。そして満腹のとき内臓は消化吸収をするように副交感神経が優位になりますから、リラックスした気持ちになり、満足感や幸福感も感じることでしょう。

それはそれでよいことかもしれませんが、よいことばかりではありません。

私はむしろ**空腹感をきちんと感じられることが大切**だと思うのです。空腹感は食のために絶対的に必要な動物的ともいえる本能だからです。ところが私たちの日常では、ほとんどの場合、頭で考えて食べています。**身体の声を聞かずに頭で食べている**のです。

「時間が来たから」「これは食べちゃいけないから」「決めたルールだから」「これを食べると太るから」「これなら太らないから」と、身体の欲求は無視して頭で食べているため、身体の感覚はどんどんわからなくなってしまいます。

体重を気にしている人ほど、このきちんとした空腹感を感じていないようです。少しでも空腹かな、と思うとすぐにお菓子を食べてしまったり、空腹感を感じなくても目の前においしそうなお菓子があると、ついつい目で食べてしまうのです。研究では、肥満気味の人というのはそのような食べ方をしていることが多いこともわかっています。

それに対して野生動物は、ほとんどの時間、空腹感を感じながらくらしています。だから常にエサを求めてさまよい歩き続けています。そのような状態が平常なのです。空腹感は餓《が》死《し》につながる感覚でもあるため、空腹でいると身体の奥で眠っていた「野生」が目覚めることになります。

人は空腹なときには、脳で脳由来神経栄養因子（BDNF＝brain-derived neurotropic factor）というたんぱく質がつくられて、記憶力がよくなることが実験で確かめられています。空腹に対処するために、身体が本能に目覚めるのです。

残念ながら私は行ったことはないのですが、断食を行うとこの身体感覚と嫌というほど向きあうことになるでしょう。これは単なるダイエットのために行うとしたらあまり意味がなく、すぐに元通りに戻ってしまうことは目に見えています。

そうではなく、自分の身体と向きあい、「食べること」「生きること」といった日々当たり前のように意識することなく行っている行為を見つめ直すことに意味があるのだと思います。

それは私たちの身体の中に、「生きよう」という強烈な欲望が潜《ひそ》んでいることを痛烈に感じさせるものだといえるでしょう。そして、空腹でいるといままでとは違う感覚を味わったり、直感が鋭くなり創造力が高まるといった効果が確認されています。

なぜそのような心の変化が表れるのでしょうか。

ふだん私たちが食事をとると、吸収された糖や脂肪は、身体のエネルギー源となります。

ふだん私たちの身体は血液中のブドウ糖を使っています。しかし、たとえば成人男性の体内にあるブドウ糖の量というのは、食事をしないでいると、半日ほどでなくなってしまうのです。

すると身体は、ブドウ糖の代わりに体脂肪をエネルギー源として使いはじめます。

脳も通常の状態ではブドウ糖をエネルギーとしています。脳は脂肪をエネルギーとして使うことができないからです。しかし断食をすると、脂肪を分解してできるケトン体を使うようになります。

ケトン体はふだんは体内にほとんど存在しませんが、断食などで身体の中の糖分が少なくなると、身体は脂肪を分解してケトン体をつくりだすのです。脳のエネルギー源が糖分からケトン体に切り替わると、直感が鋭くなったり、創造力が高まるといった変化が起きてくるのです。それは太古からの空腹に対処するための心のはたらきなのでしょう。

このような断食は、現代人にとってはむずかしいかもしれません。しかし研究によると、週1～2回の断食でも、きちんと復食するようにすれば、長期的な断食に匹敵《ひってき》する効果があるともいわれています。

「運動は空腹時に」の理由

空腹感は脳がつくりだすもので、胃ではありません。空腹がわかるのは血糖値が少なくなってきたことを脳が察知するからです。脳にとってエネルギー源はブドウ糖だけですから、これが不足すると身体のさまざまなコントロールがむずかしくなります。

そうならないように、常に一定の血糖値を保つために、脳は空腹感をつくりだして食事をするように促すのです。

脳は血糖値が一定の値以上であれば空腹感をつくりだすことはしないわけですから、食事をしないで血糖値を上げることができれば、ダイエット効果が生まれてきます。

その方法は、空腹時に運動をすることです。

単純なことですが、血糖値が低くなっている状態で運動をすると、さらに血糖値が下がってしまいますから、身体はこれを防ぐために肝臓と内臓のまわりにある脂肪を糖に変えることで血糖値の低下を防ぐようになります。だから、**適切な運動のタイミングは、空腹感を感じたときなのです。**

ちなみに、食後すぐの運動は血液中のブドウ糖をエネルギーとして利用してしまうので、内臓脂肪は使われません。空腹感が生じたタイミングで運動すれば、結果的に空腹感はそれほど強くならないので、食事をとる量も自然に減少していきます。

その結果、「脂肪が減る」、そして「食欲が抑えられる」という、ダイエットをするためには一石二鳥の効果が出てきます。

ただし無理は禁物です。ダイエットは続けることが大事ですから、血糖値が低くなっている食前に運動をすることがストレスになるようであれば、たとえば飴《あめ》を一つ口に入れてから運動をするようにするとよいでしょう。

「感情がわからない」「身体の感覚がわからない」症状

現代社会で増えている、アレキシシミア（失感情症）という病気があります。これは自分の感情がわからない、という症状です。

ただ、必ずしも感情が平板になったり、感情が失われてしまうというのではなく、経験している感情を同定（何の種類かはっきりさせる）したり識別することができないとか、それを表現することができないということがその本質であるともいわれています。

自分の感情がわからない、ということは、そのベースになっている身体の感覚がわからないということです。特にこのような**身体の感覚がわからない症状**を、**アレキシソミア**ということもあります。

これはまさに、「お腹がすいた」とか「疲れてきた」といった**身体からの信号をうまく読み取れなくなっている**ことを意味しています。身体がさまざまな訴えを発しているのに、それをうまく聴《き》き取ることができない、聴き取ったとしてもそれを正確に読み取ることができないということです。

ただし、さまざまな実験によると、アレキシシミアの人でも、身体の感覚に過敏になっている一面もあることがわかってきました。たとえば胃腸への刺激に過敏であったり、痛みに過敏だったりするのです。このようにある特定の感覚に過敏な傾向を「身体感覚の増幅」と呼ぶこともあります。

では、アレキシシミアの人は本当のところ身体感覚に過敏なのでしょうか、それとも鈍感なのでしょうか。実はどちらも正しいようです。興味深いことに、身体感覚に過敏な人ほど、鈍感な傾向も高いことがわかってきました。つまり、ある特定の感覚に対しては過敏に感じる一方で、それ以外の感覚に対しては、鈍感になってしまうのです。

私たちにも多かれ少なかれ、このような傾向があるのではないでしょうか。たとえばお腹の感覚に過敏ですぐにお腹が空いてしまう人が、食べ物の味には鈍感で、なんでもただ食べてしまう、といったことです。

あるいは、とても神経質で、目に入ってくる情報である物の整理整頓にはやたらと細かいこだわりがある人が、疲労感に鈍感で深夜まで平気で仕事をしていられる、といったことです。

おそらく、身体と脳の間の特定の神経回路だけがアクティベート（活性化）されてしまい、その分、他の神経回路は抑制されてしまっているのでしょう。

では、このような人はどうすればよいのでしょうか？　過敏な感覚を鈍感にしてあげるのがいいのか、鈍感な感覚を敏感にしてあげればいいのでしょうか？

答えはどちらでもありません。

このような人は、視覚や内臓感覚といった個別の感覚一つ一つに意識が向いてしまうためにこのようなことが起こるのです。たとえば、目がしょぼしょぼする感覚、身体の筋肉が動きにくい感覚、眠たい感覚などを総合して、「疲れたんだ」と判断する機能が弱っているのです。

ですから、それらの個別の感覚を統合した感覚に意識を向けるようにするといいのです。身体全体の感覚に漠然と意識を向けるようにして、全体的に自分はどんな状態なのかな、といったことを判断するようにすれば、アレキシシミアの傾向も克服されていくようです。

健康でいられる身体

私たちは、直立二足歩行をするように進化しました。そして体格もそれに相応《ふさわ》しく進化を遂げました。ところが、人類は他の動物にはない病気に次々と苦しめられています。病気には本当にいろいろな原因があるので、本書では特に多くの人が苦しめられている肥満や腰痛、そして不安や孤独感といった心の問題と関係づけてみていきましょう。

たとえば、ダイエットのために運動をしている人は多いのではないでしょうか。多くの研究によると、私たちの身体活動は１日あたりのエネルギー消費量には、ほとんど影響を与えていないことがわかっています。アフリカのサバンナでくらしている狩猟採集民と、西洋社会で働くサラリーマンとでは、１日当たりの消費カロリーはほぼ同じなのだそうです。ですから、運動をすることで直接的に消費カロリーが減る、ということは期待できないのです。

しかし運動はさまざまな病気のリスクを低下させてくれます。

たとえば持久走などの運動は、心血管疾患《しっかん》のリスクとなる慢性炎症を抑えてくれます。そして運動はストレスホルモンの一種、コルチゾールの朝の上昇を抑えてくれるし、2型糖尿病の原因であるインスリン抵抗性を低下させてくれます。さらにはブドウ糖を脂肪に変換する代わりに、筋肉内のグリコーゲンとして貯蔵してくれます。

また、ずっと座っているのは健康によくないこともわかってきました。時々立って仕事をするだけで、筋肉は血液から脂肪を除去するのに役立つ酵素《こうそ》をつくりだします。

しかし、私たちは必ずしもマラソンのような運動をする必要はありません。そのヒントは、アフリカの狩猟採集民のハッザ族から得ることができます。

彼らは心臓病や糖尿病にはほとんどかかりません。なぜなら夜明けから夕暮れまでほぼ一日中、立って移動しているからでしょう。一日の中で、そのような運動こそが大切なのです。

イギリスのグラスゴーの郵便局員を対象にした研究があります。彼らは郵便物を配達するために一日1万5000歩も歩いたり、一日7時間も立って過ごしているそうです。そしてやはり心臓血管系が非常に健康で、代謝疾患にもかかる人は少ないそうです。

重要なことは、**運動の激しさよりも活動量**なのです。

歩いたり、立って活動することは、全身の情報が脳に入っていきます。

歩くことは目で環境を判断しながら脚の動かし方を判断し、同時に足の裏と地面の接地面の感覚が入ってきます。身体が動くことから、洋服や手に持つ荷物の感覚も生まれます。次々と移動する景色も目に飛びこんでくるでしょう。耳からは街のさまざまな音や人の声が入ってきます。

まさに五感を使っているのです。分子的なレベルでも、筋肉はさまざまなホルモンやサイトカイン（細胞から分泌される生理活性たんぱく質）をつくりだし、脳に影響を与えています。

人間が直立二足歩行をするようになったのは、そもそもは獲物を捕らえるために走るためであるともいわれています。走るため、といってもそれは速く走るためではなく、長く走るためだそうです。短距離走では、人間はサバンナのほとんどの動物にかないません。しかしずっと追いかけ続けていると、そのうちにほとんどの動物は疲れて走れなくなってしまい、そこを狙《ねら》うようになったのです。

長く走るためには体温を低下させなければいけません。そのために肌の毛をなくして、汗をかいて熱を蒸散させるように進化しました。こうして裸の弱いサルでもサバンナで生き残ることができるようになったのです。

走る能力を獲得した結果、直立で歩行することも付随的にできるようになったそうです。

だから人間の身体というのは、歩いたり走ったりするのに最適に設計されているのです。日本人も一昔前までは、ほとんどの人が一日中、走ったり歩いたりしながら生活してきたと思います。そのように、立って生活することで適応的、すなわち健康でいられるような生活をしてきたわけです。

それが明治以降、西欧の椅子の文化が入ってくると、座る生活が始まりました。そしてソファのように、寝転がって楽な生活も享受《きょうじゅ》できるようになってきました。

またもう一つ、ハッザ族の人々は、加工食品などほとんど食べず、友だちや家族に囲まれて、触れあいも多く、平等な社会で暮らしているそうです。やはり直接的な肌へのグルーミング（スキンシップ）が大事だということもわかります。

翻《ひるがえ》って私たちが築いてきた現代文明はどうでしょうか。

歩かなくてもネットでショッピングをすれば、ほとんどのものは手に入ります。手軽なジャンクフードばかり食べたくなるでしょう。そしてSNSでヴァーチャルなグルーミングをしていれば、孤独感は解消されるかもしれません。そのような中で、ストレスはどんどん高まり、うつ病になる人、不安や孤独に病《や》んでいる人は増えています。また肥満、心臓病、腰痛など生活習慣病も一向に減りません。

そういったことが、たとえば運動一つでかなりの部分が改善されることもわかっています。しかしそこに食べる物にも気をつけたり、皮膚に触れる物にも気をつけるといった付加的なことをすることで、その効果はもっともっと上げることもできます。

たとえばうつ病では脳のセロトニンが不足しているといわれますが、セロトニンの大部分は腸でつくられます。ですから食べ物に気をつけることも有効なのです。また、人と親密な触れあいを持つことは脳でオキシトシン（第３章に詳述）を分泌させます。脳でオキシトシンが分泌されると、それはセロトニンを増やすことにつながるのです。

私たちはどうしても短絡的に、「これをやれば治るんだ」という単純な解決法を好む傾向があります。マスコミも情報をできるだけ単純化して伝えようとします。それは単純なほうがわかりやすいからです。

しかし**ゴールは同じでもそこに至る道筋は複数ある**ものです。もっとも合うやり方を見つけることも大事です。そして複数のやり方を同時にやってみることも大事だと思うのです。

そこで本書では、腸からのアプローチ、皮膚からのアプローチ、そして筋肉からのアプローチの３つを取りあげ、それぞれのアプローチで健康になれる方法を提案したいと思います。

第2章　腸から健康になる

お腹は感情と直結

私たちは、よく「腹」を使った言葉で気持ちを表します。たとえば「腹黒い」「腹が立つ」「腹の内を探る」「腸《はらわた》が煮えくり返る」。ほかにも「吐き気をもよおす」「虫酸《むしず》が走る」「飲めない（話）」「喰《く》えない（奴）」など、消化器の言葉を使った感情表現は、日本語にたくさんあります。

また「むかつく」というのも内臓の感覚です。「愛する人を食べちゃいたい」とか「舐《な》めたいくらい可愛い赤ちゃん」と思ったことはないでしょうか。こうしてみると、お腹は私たちの感情と直結していることを、昔の日本人は敏感に感じて言葉にしていたのでしょう。

このように内臓は情動と密接な関係があります。情動にもさまざまな種類がありますが、特に「生きる意欲」「欲望」といった、人間にとって根源的な情動を生みだすおおもとになっていると思います。

ですから逆に内臓の調子が悪いと、生きる意欲がなくなりうつ病になったり、内臓と脳との結びつきが強すぎると、くよくよ考えすぎて不安が高まったりしてしまうのではないでしょうか。

これらのことは最近の科学的な発見によって、次々と明らかになってきています。いきいきとした健康な心身を手に入れたければ、まずは内臓をそのようにする必要があるといえるでしょう。この章では、主に腸について見ていきましょう。

生命に関わる腸の判断力

「腸は第2の脳」という言葉を聞いたことはありますか。

生物の進化の過程を5億年ほどさかのぼると、先祖はホヤのような生物でした。ホヤは最も原始的な生物で、食べ物を吸いこみ口から取りこんで腸で消化したあと排出口からそれを排泄《はいせつ》するという、とても単純な活動をしている生物です。このように生物の進化を考えたときに、最初につくられるのは腸のような内臓なのです。

ところが進化とともに、単純な機能しか持たなかった腸のまわりに肝臓や膵臓《すいぞう》、腎臓といった臓器、さらに神経組織が張りめぐらされ、そこから脳などもつくられていきました。

口から入った食べ物は消化され腸に運ばれます。腸は入ってくる食べ物の成分を分析し、膵臓や肝臓、胆囊《たんのう》に指令を出します。たとえば、膵臓にたんぱく質や脂肪を分解する酵素（膵液）を分泌させ、それを腸に送りこませます。同じく胆囊には胆汁を腸に流しこませます。

また、腐ったものなどの有害な物質が入ってきたときは下痢を起こして水分を大腸から吸収させず、毒物を体外へ排泄するようにします。

もし腸が正常にはたらかなかったら生命は危険な状態におちいるでしょう。

このように**腸は身体に必要なものと、有害なものの判断をしているため、いわば脳のようなはたらきをしている**のです。

また口から吐いて有害な物質を出すときにも、腸のセンサー細胞が、腸に入ってきたものを有害だと判断すると、セロトニンという神経伝達物質を出します。セロトニンは胃の壁に張りめぐらされている迷走神経（脳神経で唯一腹部まで達している神経）を通じて脳に「吐きだせ」と指示を送るのです。このように腸は脳にさまざまな情報を送っているのです。

腸の免疫機能

近年、腸は免疫をつかさどる器官としても注目されています。人間の口から喉《のど》・食道・胃・小腸・大腸、そして出口である肛門までの一本の管は「内なる外」といわれています。胃や腸などの内臓は身体の内部にあるのは間違いないのですが、消化管の内側は空洞になっているため、皮膚と同じように外部とつながっているのです。

ですから身体の中で最も異物が侵入しやすいのは、小腸なのです。そのため外界と接している腸の内側には、病原菌や有害物質等から身体を守るために、免疫機能が備わっています。

特に小腸の一部である回腸には免疫細胞が集まっています。

このように**腸を中心とした消化管は、免疫細胞が集まった身体で最大の免疫器官**でもあるのです。

また腸は、腸内細菌といわれる数多くの微生物や細菌と共存していることも特徴の一つです。もしも肺に微生物が入ったら肺炎の原因になり、膀胱《ぼうこう》に入れば膀胱炎になります。消化管の場合は腸内発酵《はっこう》や食物繊維の分解などの役割に微生物は大きな役割を果たしており、彼らとの共存共栄がなされています。

腸の中に住みついた腸内細菌（善玉菌――ビフィズス菌や乳酸菌など）は腸内免疫の活性化にも深く関与しているのです。

腸をきれいにすることは免疫力を高め、病気から身を守る大切な方法といえます。第３章で述べる「皮膚」のはたらきと、きわめて似ているのです。

「心は内臓にある」

脳と消化管をつないでいるのは、脳幹《のうかん》から下に伸びる迷走神経です。ただし消化管は脳から指令を受けてそれに従っているだけではありません。迷走神経は広く消化管に分布していて、その９割は内臓の情報を脳に伝達するはたらきをしているのです。

そのため、脳が腸を支配するよりも、腸が脳を支配していると考えたほうが正しいともいえるのです。

①腸と脳の関係

アメリカの神経生理学者マイケル・D・ガーションは、『セカンド・ブレイン――腸にも脳がある!』(小学館)で腸にも脳のような機能があることを発表しました。

彼は脳に存在している神経伝達物質セロトニンが腸にもあり、体内にあるセロトニンの、じつに95パーセントが腸でつくられていることを発見しました。

ガーションは「現在われわれは腸に脳があることを知っている。とても信じられないことかもしれないが、あの醜《みにく》い腸は心臓よりもずっと賢《かしこ》く、豊かな『感情』をもっているのである。脳や脊髄《せきずい》からの指令がなくとも反射を起こせる内在性神経系をもっている臓器は腸だけなのだ。進化はうまい工夫をした。われわれの先祖がアメーバ状の原始的生物から進化して背骨を獲得したとき、頭蓋と腸の両方にそれぞれ別の感情をもつ脳を発達させた」と述べています。

この腸にある独自の神経系は「腸の脳(gut brain)」といわれています。

「腸の脳」といわれる最大の特徴は、腸のはたらきは脳や脊髄の指令から独立している点です。たとえば交通事故で脊髄を損傷しても、脳死の状態になっても、さらには腸を体内から摘出《てきしゅつ》してしまっても、腸ははたらき続けます。

脳や脊髄と同様に、腸にも神経細胞がたくさんあります。小腸内には、脊髄内にあるものとほぼ同じ１００万個を超える神経細胞があるのです。

また前述のように、「腸の脳」は膵臓や胆嚢などの臓器に指令を出しているのです。そしてさらに、消化管で分泌されるさまざまなホルモンと神経伝達物質は、心臓や肺などの臓器と相互に影響を与えています。

このようなことから、これまで精神的な問題と思われてきたことが、じつは胃腸の状態によって引き起こされている可能性も指摘されています。

たとえば、胃の不調や腸内細菌がうつ病や不安神経症の原因となる可能性のあることが、マウスの実験でわかってきました。

カナダのマクマスター大学のステレン・コリンスの研究では、マウスに抗生物質を与え、腸内の環境を変化させると、脳の化学成分の変化が起こり、そのマウスは抑うつや不安の高い行動をするようになったのです。そして抗生物質の使用をやめたところ、行動は元通りに戻りました。

もちろん、不安やうつがあると胃が痛むことは経験的にもよくわかっていますが、逆の可能性についても証明されたのです。

また同じくマクマスター大学のペルミシル・ベルチック博士は、臆病な性格のマウスと活発な性格のマウスを選び出し、それらの腸内細菌を入れ替える実験を行いました。その結果、臆病な性格のマウスは活発になり、活発なマウスは臆病な性格になりました。このように腸が脳に情報を伝達し、行動に影響を与えることを証明したのです。

②心の発生は腸から

このようなことから、心というのは単純に脳だけの現象ではなく、腸も同時に考える必要があることがわかるでしょう。この点について最初に指摘したのは、解剖学者の三木成夫《みきしげお》です。

彼は「**心は内臓にある**」と指摘しました。彼がいう内臓とは、唇《くちびる》や口腔《こうくう》、心臓や血管、胃や腸、尿管《にょうかん》などです。

心は内臓にあるという場合、2つのルートが考えられます。一つは内臓の感覚がそのまま心の動きとして表れる場合です。たとえばトイレに行きたくてソワソワしたり、便秘が続いてイライラするとか、満腹で幸せだといったことです。これは日常的に誰でも経験していることでしょう。

もう一つは、目や耳などの感覚器官からの刺激が、内臓の感覚を生みだして、それが心を動かす場合です。しかしこのときの内臓のはたらきは、ふつうは意識にのぼってこないので、よくわからないのではないでしょうか。

このことは本書で特にいいたい大事な部分なので、少しまわりくどくなりますが、進化の過程に沿って見ていきましょう。

腸内環境の汚染が心身に打撃

脊索《せきさく》動物（動物の分類群の一つで、背骨を持つ動物である脊椎動物と、それと近縁な動物群である原索動物を合わせたもの）であるホヤの構造を見ると、吸いこみ口と排出口の２つの孔《あな》を持っています。

ホヤは自分の吸いこむ水の栄養分などから、おいしい水、まずい水を感じ取ることができています。つまり内臓の感覚を持っていることがわかります。しかし、ホヤはまだ動くことはできません。

次の段階の原始魚類になると筋肉がついて動くことができるようになるのと前後して、心の原型ができてきます。

「お腹がすいた」といった内臓の感覚は、不快な「情動」と、食べたいという「欲望」を生みだします。

「情動」とは字のごとく、情を動かしますが、それは動きの源になるものです。

このような情動や欲望が生まれると、外界にある食べ物を探索するようになり、それを感知するとそこへ向かって筋運動をするようになります。

これが「意思《いし》」です。つまり「意思」とは目標へ向かって動くことだといえるでしょう。心の要素は複雑なので、それらを一括《ひとくく》りにはできませんが、「知」「情」「意」などに分けて捉えれば、それぞれの起源は動物進化の時間軸上に位置づけることができそうです。

腸は単に消化・吸収、排泄のはたらきをするだけではなく、欲望を生みだしたり、快・不快を生みだすといったように、脳で複雑に考える以前の「生きるための情動」を生みだす源になっています。

腸で起こる「情動」とは、生きていくための「根源的情動」に他なりません。生命あるものはすべてこの生きるための本能的ともいえる情動を持っています。

どんな生物でも、その最大のテーマは「いかに生きのびるか」ということです。環境に適応し危険を避けて、自分の命を少しでも生きながらえさせようと努めるのは、原生動物であるアメーバであれ人間であれ、同じことがいえます。

私たちも、自らの命を守るため、快・不快の原始的な情動や、五感の感覚を活用しながら生きているでしょう。

しかしいま、多くの人は多かれ少なかれ腸を病《や》んでいます。食べ物からもたらされる腸内環境の汚染《おせん》は、単に病気の原因をつくるだけではなく、いきいきとした心までを蝕《むしば》んで、精神的問題を引き起こしています。

その代表が過敏性腸症候群（ＩＢＳ＝Irritable Bowel Syndrome）とうつ病です。どちらもストレスによって根源的な情動に起きている問題であり、誰もが多かれ少なかれ似たような症状に悩まされることがある点が特徴です。

過敏性腸症候群という病気

ＩＢＳは、日本を含む先進国で、10～20パーセントほどの人がこの症状にかかっているほど多くの人に見られる病気で、主に大腸の運動や分泌機能の異常で起こる病気の総称です。

検査を行っても炎症や潰瘍《かいよう》など目に見える異常が認められないにもかかわらず、下痢や便秘、ガス過多による下腹部の張りなどの症状が起こります。

それでは単純に、下痢や便秘といった腸の機能に問題があるのでしょうか。

先に述べたように脳と腸がつながっていることを考えると、ＩＢＳは単に腸の問題ではなく、脳にも問題があると考えられます。

イギリスのロンドン大学のデビッド・ウィンゲートらは、ＩＢＳ患者が寝ているときの脳波を測ってみました。

すると、寝ているときにレム睡眠の割合が健常者よりも増えていることがわかりました。いわゆる「浅い眠り」の時間が長いのです。

この実験から、ＩＢＳは脳（あるいは心）の異常が原因で腸にその症状が表れている、といういわゆる心身症の症状として捉えることができ、実際にＩＢＳは心身症として考えられています。

次に東北大学の福土審《ふくどしん》は、腸の中で風船を膨《ふく》らませたときに、それをどの程度感じられるかという実験をしてみました。すると、ＩＢＳの患者は腸の感覚に敏感で、少し膨らませただけでもすぐに感じたそうです。

感覚を感じるのは脳のはたらきですから、ＩＢＳの患者は身体内部の感覚を過敏に感じてしまうことがわかります。

しかし、ことはそれほど単純ではないようです。ＩＢＳの患者は、脳でストレスを感じると腸の感覚が過敏になるのです。つまり、ストレスによって「脳―腸」の情報連絡が過敏になってしまうのです。ですから、脳が原因とか腸が原因ということではなく、どちらもお互いに原因をつくりあっているわけです。

ＩＢＳは脳と腸の情報のやりとりが過敏で、ストレスによる脳の不適切な興奮が、腸の運動や内臓感覚に異常をきたす病気だといえるでしょう。

腸の不快な圧迫感を感じていながら気分が爽快《そうかい》な人はいません。不快な内臓感覚は不快感をもたらします。

そのような不快な情動が続くということは、深刻なストレス状態から逃れられないということにもなります。これが脳腸相関のメカニズムなのです。

うつ病と便秘症

うつ病の患者の中には消化器系の不調、特に便秘に悩まされている患者がたくさんいます。うつ病になる人は、慢性的なストレスを感じていることが多いので、自律神経系に影響を与えて、交感神経の活動が高まっています。そしてそれは腸の運動を低下させます。

すると便が滞留《たいりゅう》して、ガスの放出が困難になり、腹部膨満感《ぼうまんかん》が出て、食欲が低下していきます。その結果、食物の摂取量が減り、便の量が少なくなり、ますます便秘がひどくなるのです。

そして、逆もまた然《しか》りです。つまり**便秘が原因で、うつ病になることもある**わけです。便通が何日もないときは身体が重いばかりでなく、気分もどんよりしてしまう経験は誰でもあるのではないでしょうか？

便秘にともなう腹痛や腹部膨満感などの不快感が心理的な苦痛を引き起こし、抑うつをさらにひどくしています。

さらに、うつ病と診断されて処方される薬の中にも、便秘になりやすいものがあります。うつ病を改善するにも、うつ病を予防するためにも便秘の解消は重要であることがわかります。

さて、うつに関わる脳の神経伝達物質としてセロトニンがあります。**セロトニンは心を安定させる作用があり、これが少なくなるとうつ病を引き起こす**ことがわかっています。

人体で産生されるセロトニンの95パーセントは腸でつくられ、脳では1パーセントしか産生されません。残りは腎臓や血小板などで産生されています。

小腸の粘膜《ねんまく》にある腸クロム親和性細胞（EC細胞ともいう）はセロトニンを合成します。

腸でのセロトニンの役割は、腸管に食べ物が入ってきたのを感じたら、腸管全体に運動の命令を出すことです。

このようにセロトニンに注目すると、「うつは腸で産生するセロトニンが少ないことが原因だ」と考えたくなります。

確かにうつ病には「脳内のセロトニンの減少」が影響しており、同時に「うつ病の患者は腸のはたらきが悪い（セロトニンが少ない）」というように、どちらもセロトニンが関わっているからです。

しかし実際には、血液と脳の間には「血液脳関門」と呼ばれる関所があって、血液中の物質を簡単には脳に通さない仕組みになっています。腸のセロトニンは脳の「血液脳関門」を通過することができないため、脳に入ることができないのです。

ですから、腸と脳のセロトニン不足は別の問題なのです。しかし、次のようなメカニズムで間接的に関係しているのは確かなようです。

セロトニンは、必須アミノ酸のトリプトファンからつくられます。だから、**ふだんの生活でバナナ、緑黄色野菜、赤身肉などトリプトファンを多く含む食べ物を摂取する必要があります。**

しかし、トリプトファンの摂取が不足してしまうと、腸と脳の両者のセロトニンが不足してしまうという共通点もあります。

さらには、前述のように、腸のセロトニンによって起こる腸の活動は、脳神経の一つである迷走神経を通じて脳に影響を与えています。つまり、腸のセロトニンは間接的に脳に影響を与えているといえそうです。


さらにうつの人は、顔の表情が出なくなっていきます。

ポジティブな感情自体をあまり感じなくなると同時に、それが表情にあまり出ないのです。

このことも腸と関係があります。


解剖学的には、**顔の表情をつくっている表情筋は、腸が伸びてできたもの**だと考えられています。ですから、もともとは不《ふ》随《ずい》意《い》筋《きん》といって、腸と同じように自分の意思で動かすことができない筋肉なのです。

しかし進化の過程で、そこに動物器官としての随意筋が入りこんでいき、自分の意思で動かすことができるようになりました。

ですから、抑うつの強い人は、腸の動きが少なくなると同時に、顔の表情の動きも少なくなるのでしょう。

深部体温と皮膚体温

次に体温について見てみましょう。私たちの身体は、身体の中心部の温度（深部体温）と、表面の温度（皮膚体温）では温度が少し違います。深部体温は腋窩《えきか》のほか、口腔や直腸、鼓膜《こまく》などで測った体温を指します。

東京大学の田坂定孝《たさかさだたか》によると日本人の深部体温の平均は36・89度（腋窩検温）といわれていますが、皮膚体温はこれよりも低く、手足の末端温度はさらに低くなります。

冷気にあたり、身体が寒さや冷えを感じると、まず手足の皮膚体温が下がります。それは脳や心臓・内臓など生きるために大切な臓器が集まっている身体の中心に、温《あたた》かい血液を集めようとするからです。

人間は体温が一定に保たれている恒温《こうおん》動物です。低体温になると、体温を一定に保つための酵素《こうそ》や免疫細胞の活動が鈍《にぶ》るので、風邪や感染症などの病気にかかりやすくなってしまいます。

さまざまな生命活動に必要な酵素が最も活発にはたらくのが37・2度といわれており、この温度に深部体温を維持することは、とても大事なことだといえるでしょう。

また、酵素のはたらきが鈍ると腸内の善玉菌（ビフィズス菌など）が育たなくなり、腸内環境も悪化していきます。さらには低温の環境では、がん細胞が盛んに増殖するようになります。

「熱ショックたんぱく質」のはたらき

このように、体温を下げないで維持することが大切だとわかります。では、体温を上げることはどうでしょうか？「ためしてガッテン」（現「ガッテン」。ＮＨＫ・２０１１年5月11日放送）の実験を紹介しましょう。

トマトを一度50度まで温めると、４週間たってもツヤツヤしています。そしてレタスを一度50度のお湯に入れると、２日ほどシャキシャキしています。

細胞にはそのはたらきを強める物質である「熱ショックたんぱく質」（HSP＝Heat Shock Protein）があるからです。この物質はほぼすべての細胞に存在して、体温の上昇で増えるのです。人間でも、皮膚を熱めの湯（42度）で温めるとＨＳＰが増加し、シミやシワを予防できることを慶應義塾大学薬学部の水島徹《みずしまとおる》が明らかにしています。

人間に近いマウスの皮膚を42度の湯で温めるとＨＳＰが増え、紫外線をあててもシワができなかったのです。

それだけでなくＨＳＰは、免疫機能にも重要な役割を果たしています。白血球の一種であるＴ細胞は、異物をやっつける免疫システムの主役です。この中にもＨＳＰがあります。

試験管の中の実験ですが、Ｔ細胞をがん細胞の中に投入すると、がん細胞を攻撃します。35度の保管庫に保存されていたＴ細胞をがん細胞に投入すると、12時間で14パーセントのがん細胞を死滅させました。次に39度に温めたＴ細胞をがん細胞に投入すると、ＨＳＰが２倍に増え、44パーセント（３倍）のがん細胞を死滅させたそうです。

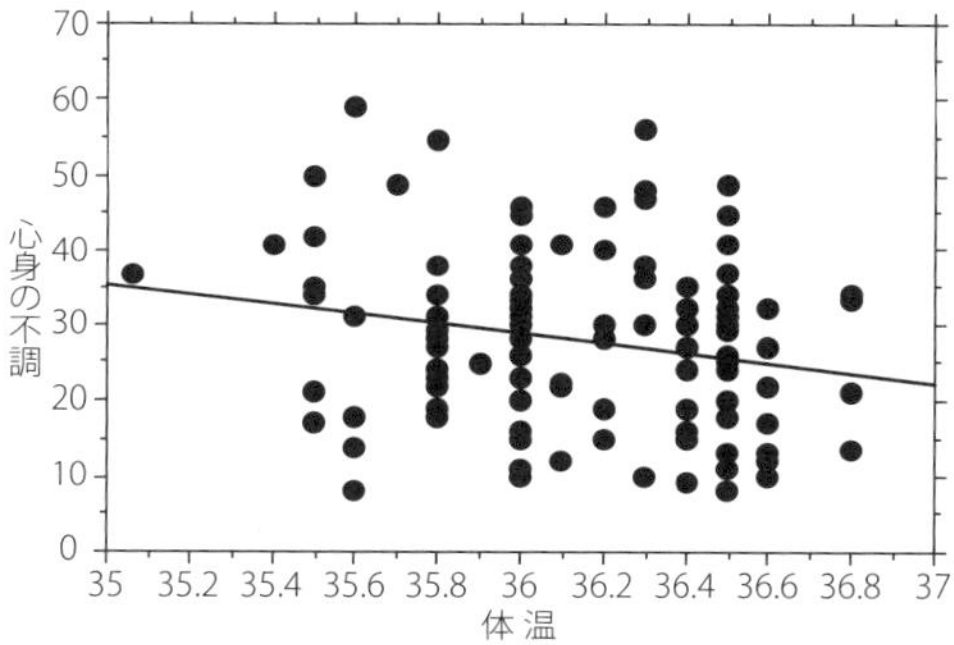

図６　低体温は心身の不調の原因になる

それではＨＳＰは、どのようにして細胞を強化しているのでしょうか？

細胞のほとんどはたんぱく質からできています。たんぱく質はとても傷つきやすく、圧力、精神的ストレス、活性酸素、放射線、紫外線、熱などによって常に傷ついているのですが、たいていは修復されています。ＨＳＰはそのはたらきを助けてくれるのです。

私は大学生２００人に各々の平熱は何度くらいか尋《たず》ね、各々の人の健康状態を一般精神健康質問紙（ＧＨＱ＝General Health Questionnaire）で調べてみました。

すると、およそ37度までの範囲では体温が高い人ほど健康度が高いという関係があることがわかりました。逆に、36度以下の低体温の人は、心身の不調度が高く出ている人が多いようです（図6）。

低体温の人が増えてきた

前述したように、健康な日本人の平均深部体温は、36・89度です。ところが最近では35度台の人が増えてきました。これは成人だけに限らず、平熱が高いはずの子どもにも見られる傾向です。

その原因としては、自律神経の乱れと、そこから起こる低血圧や基礎代謝の低下などが考えられています。

それでは、体温が何度以下だと、低体温となるのでしょうか。体温は日内変動があるので、起床時で測った場合、36度未満だと低体温だということになります。

外気温が低いときには、身体は交感神経が優位な状態になります。すると身が引きしまるようなシャキッとした気持ちになるでしょう。このとき腸などの内臓器官は蠕動《ぜんどう》運動などを休止して、活動に備えようとします。ですから、冬には胃腸の動きがゆるやかになるため、便秘になりやすいのです。

実際、冷え性に悩まされる人ほど便秘にも悩まされているというデータもあります。また、ＢＭＩ（肥満度を示す体格指数）が低くやせ型の体型の人ほど皮下脂肪が少ないため、冷え性になりやすいといわれています。

手を冷水にしばらく浸《つ》けてから、温度が回復するまでの長さを測ってみると、冷え性の人ほど遅れます。それは血流量が少なく新陳代謝《しんちんたいしゃ》が悪いからです。

冷えが生じるのは、冬ばかりではありません。特に猛暑の続く近年は、夏に冷房の中で過ごす時間が増え、汗をかくことも少なくなりました。それは確かに快適ですが、人間が本来持っている大切な機能のはたらきを鈍らせてしまうもとになっているのです。

すると、自律神経のバランスが崩《くず》れて、体温調節がうまくいかない、血液の循環が悪くなるなどの状態におちいってしまいます。

深部体温低下の影響

繰り返しますが、最近、特に深部体温が低い人が増えています。

深部体温が低い人は、それを脳に伝える迷走神経（副交感神経）が過剰に緊張しているため交感神経のはたらきが悪くなり、その結果、心拍数が下がり、体温も下がり、全体的にエネルギーを使わなくなります。

深部体温が低くなると、基礎代謝も低下します。そのため冷え性の人はやせにくくなってしまうのです。これは動物が「冬眠」している状態と似ていて、脂肪を体内にためこんで、できるだけ使わないようにしているのです。**深部体温が1度低くなると、基礎代謝は12パーセントも下がってしまいます。**

成人女性の一日の平均基礎代謝量は１２００キロカロリーとされているため（厚生労働省、日本人の食事摂取基準）、深部体温が１度下がると一日に約１４４キロカロリーのエネルギーが消費されず、体内に蓄積されることになるのです。

また、**朝食を抜くことは、低体温や基礎代謝の低下につながっています。**鼓膜で測定した深部体温についての研究によると、朝食を抜く生活をしていると、明け方から上がってくるはずの深部体温の上昇が見られなくなります。鼓膜温はすぐ近くにある脳の温度を反映するため、午前中は仕事の能率も上がらなくなります。

また、筋肉でエネルギーを生みだす細胞のミトコンドリアの数が低下するため、全身的に基礎代謝が落ちてきます。

さらに深部体温が下がると、心にも影響します。

身体が冬眠している状態なので、「頑張ろう」という気力もなくなって、元気も出なくなります。

「なんとなく、やる気が起きない」とか、「何をやるのも面倒くさい」といった、いわゆるうつ症状が出てきます。

慢性炎症を抑えるには

このように、身体の活動性が低下して低体温になることで元気がなくなり、うつになることもあります。一方、それとは逆に**体温が高すぎてもうつになる**ことがあるということがわかってきました。

その場合の特徴としては、昼と夜の体温差が小さく、体温のメリハリがなくなっていることです（図７）。

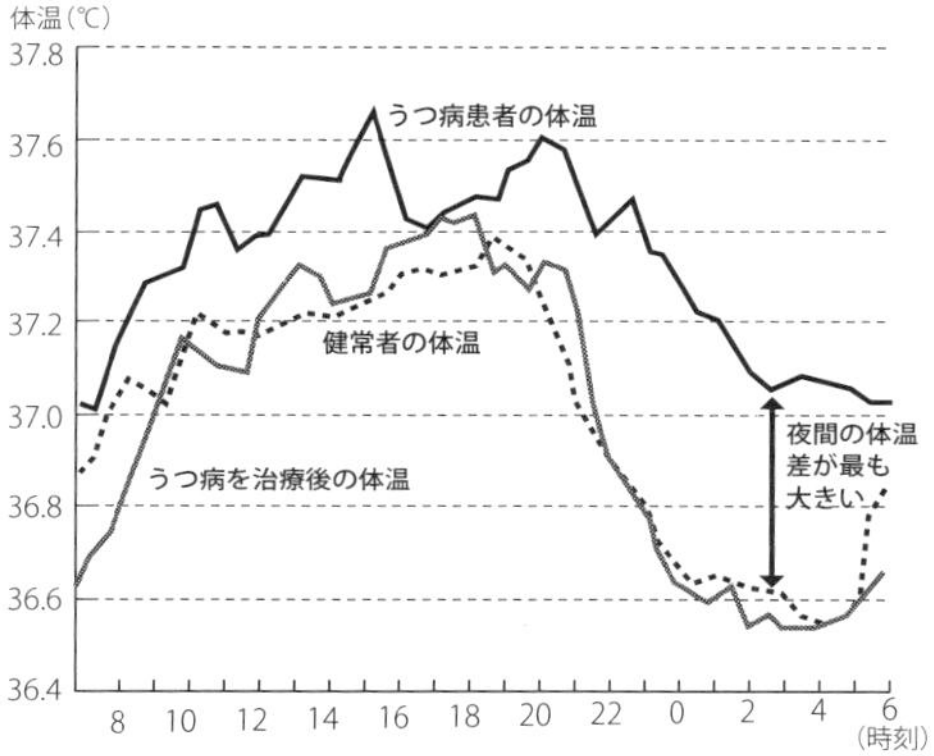

図７　うつ病患者の体温は一日中高い

［Szuba, M.P, et al., Biol Psychiatry, 1997 Dec 15; 42(12): 1130-7. より改変］

なぜ、微熱が続くとうつになるのでしょうか。

その答えになるのが「**脳の炎症**」です。

精神医療で世界最高峰の機関の一つＮＩＭＨ（National Institute of Mental Health　http://www.nimh.nih.gov/science-news/2009/key-molecule-in-inflammation-related-depression-confirmed.shtml）では「うつは脳の炎症で起きる」という説を支持するレポートが出されています。

その前に炎症についてお話ししましょう。炎症には急性のものと慢性のものがあります。私たちの身体には毎日、多くの細胞レベルの異常が体内で発生しています。それを防御するための免疫反応である急性炎症は身体で常に起こっています。急性炎症は身体の中に細菌やウイルスが侵入したときに、身体が防御するために起こるものです。

これには細菌やウイルスと闘う戦闘期と、闘いで壊れた組織を回復させる回復期といったように、開始と終結があります。

それに対して、開始や終結がなく、いつまでも続く炎症が慢性炎症です。

慢性炎症ではほとんど痛みも、自覚できる症状もありませんが、精密検査をして身体の組織や血液の検査を行うと炎症反応が見られます。

たとえ微弱な炎症でも、炎症は長期間続くと脳や身体は疲弊《ひへい》し、悪影響が表れます。

慢性炎症の原因の一つは、心理的なストレスです。その中でも、特に対人関係に関するストレスが危険なようです。たとえば仕事の人間関係や友人関係、夫婦や恋人との不仲、嫁姑問題、大切な人との離別などの心理的ストレスは慢性炎症を引き起こしやすいのです。

慢性炎症には、もう一つの大きな要因があります。それは「肥満」です。脂肪細胞が炎症を誘発させる炎症伝令物質を産生してしまうからです。

なかでも**内臓脂肪型の肥満は慢性炎症を起こし、その結果、うつになる危険を高めてしまうのです。**

アメリカの大規模調査では、内臓脂肪が増加した人の５人に１人の割合で重度のうつが認められました。

うつの症状がなくても、肥満が進行しているような人は慢性炎症も進んでいる可能性があります。

では、うつを予防するにはどうすればよいのでしょうか。

「慢性炎症を抑える」「慢性炎症の原因となる心理的ストレスを減らす」ために有効な手だてを２つ紹介しましょう。

第一は**運動**です。体温が高すぎる人にとっては、脂肪細胞が減れば炎症伝令物質は減ります。逆に体温が低すぎる人にとってはエネルギーを使い、体温が上昇します。

第二は**食生活の見直し**です。野菜を中心とした食事やヨーグルトなどをたくさん食べることで腸内バランスがよくなり、血液をきれいにして免疫機能を強化することができます。このとき、体温が高すぎる人は冷たいもの、体温が低い人は温かいものを食べるとよいでしょう。

アメリカでもうつ病の治療には、適切な運動と食事は欠かせないものとされています。第5章で述べるマッサージや呼吸法も効果があります。自分に合う方法をみつけましょう。

深い睡眠で身体のメンテナンス

私たちは眠くなると手足が温かくなります。深部体温と眠気は連動しているため、深部体温が上がると目がさめて、**下がると眠くなります**。

眠りに入りはじめると、手足の皮膚の血管は拡張し、熱を放散して深部体温を下げようとします。そのまま眠りが深くなっていくと、脳の活動は低下して、徐波《じょは》睡眠（ノンレム睡眠）と呼ばれる最も深い眠りへ移行していきます。

深部体温は、眠ろうとする1～2時間前から少しずつ低下していきます。これは内臓の活動を休めるため、深部の体温を外に逃がそうとするはたらきです。ですから手足などの末梢《まっしょう》部《ぶ》は温かくなってくるのです。

日本大学の精神医学の内山真《うちやままこと》の実験では、健康な人に60分のうち20分間、横になってもらい、残りの40分間は腰かけてもらうサイクルを72時間繰り返し、彼らの体表の温度と深部体温、そして脳波を測りました。

その結果、寝つきがよくなるのは、深部体温が低く、身体の表面の温度が高くなったときでした。ですから冷え性で寝つきの悪い人が、足湯をしたり手袋をはめたりして眠ろうとするのは、とても理にかなっているといえるでしょう。

深部体温は、眠りにつくとどんどん低下していきます。ノンレム睡眠中は発汗量が多く、ますます深部体温が下がっていきます。そして、早朝４時から５時に最低体温に達した後に、徐々に深部体温は上昇しはじめ、活動の準備に入り朝を迎えるわけです。

このように体温は夜間、Ｖ字形の変化をしています。

では、よい睡眠とは何でしょうか。このときポイントになるのが、ノンレム睡眠といわれる深い睡眠です。健康な人の場合、就寝後約３時間の間に最も深いノンレム睡眠が出現します。ですから、このときにいかに深い睡眠を確保できるかということが、疲労の回復を大きく左右します。

その後の睡眠は疲労回復にとってはおまけのようなものなのです。人によって睡眠時間の長さが違うのは、このおまけの長さが違うのです。

なぜ眠りはじめの3時間が大切かというと、この深い眠りの間に成長ホルモンが最も多く分泌されるからです。

成長ホルモンは脳の下垂体《かすいたい》から出るホルモンで、子どもでは細胞分裂が促進され、骨を成長させたり、筋肉をつけたりします。

大人の場合には身体のメンテナンスを行っており、心身の成長や修復、疲労回復などが活発に行われます。つまり、寝つきをよくして最初の深い睡眠をしっかりとることが、眠り全体の質を大きく左右するのです。

ところが、脳や身体が興奮していたり、身体のリズムが規則性をなくしていたりすると、深い睡眠が得られなかったり、あまり長く続かなかったりするのです。このような原因で質のよい睡眠をとることができないのです。

睡眠をよくする4つのポイント

私たちは忙しい社会の中での生活では、どうしても睡眠不足になりがちです。ところが恐ろしいことに、睡眠不足は心臓疾患や認知症、肥満といった病気の原因になることもわかってきました。

眠りの研究を専門とするイギリスのサリー大学のディルクヤン・ダイクの研究チームは、睡眠不足が健康上の問題にどのように関連するのかに着目し、症状の原因となっている分子メカニズムについての詳細な実験を行いました。

その結果、**毎晩６時間以下の睡眠で１週間を過ごした場合、炎症や免疫系、ストレス反応に関連する７１１の遺伝子の発現に影響が出る**ことがわかりました。

具体的には、睡眠不足の人たちの遺伝子は概日《がいじつ》リズム（サーカディアンリズム）が不規則になり、多くの遺伝子において、約24時間周期の振動の幅が収縮しました。

さらには調査期間の最後の日には、調査対象者に対して血液検査をしながら、40時間にわたって起きていてもらいました。

その結果、それまでに睡眠が不十分だった人たちは、十分に眠っていた人たちに比べて７倍の影響を受けていたことがわかりました。

それでは、効果的な眠りをとるためにはどのようなことをしたらよいでしょうか。

健康・体力づくり事業財団の調査では、成人の５人に１人が睡眠の悩みを訴え、20人に１人が「過去１ヵ月間に睡眠薬を飲んだ」と答えるほど、睡眠障害には多くの人たちが悩まされています。

質の高い睡眠をとるためのポイントは大きく4つあります。

①昼に体温を最大に上げておく

日中よく働き、夕食後の散歩を日課にするなど、積極的に身体を動かすようにするとよいでしょう。

高齢者あるいは不登校の子どもは、日中何もしないで過ごしていると昼と夜のメリハリがなくなり、それが不眠の原因となります。

②寝る2時間前に軽く体温を上げる

夕食後に軽くウォーキングしたり、寝る2時間前にヨガやストレッチ、マッサージなどをして身体をほぐす運動をしましょう。そうすると床につく頃に体温が下がるので、寝つきやすくなります。

ただし、寝る前に激しい運動をすると、体温が上がりすぎてすぐに下がらず眠れなくなります。

③深部体温のパターンに沿って環境の温度を変える

前述のように私たちの身体は、夜、深部体温が下がってくると眠くなります。ですから、眠るときにこのＶ字形の深部体温のリズムに合わせて、室温を低下させるようにすると、深部体温の低下がより顕著《けんちょ》になり、深い眠りの時間がより長くなります。さらに明け方から朝にかけては、上昇させていくようにすると、快適に目覚めることができます。

④冬は手足を冷やさない

眠りに入るときには、手足から熱を逃がし、身体の深部体温を下げることで眠たくなります。寝る前に手足が冷えている場合、この放熱ができていない証拠です。靴下をはいたり手袋をしたり、手浴や足浴を10分間するなどして温めるのも効果があります。

その他、入浴するときには、入浴剤を入れることにも効果があります。

金沢大学の綱川光男《つなかわみつお》の実験では、寝る1～2時間前に入浴する際に、入浴剤を入れる場合と入れない場合を比較しています。すると、入れたほうが入浴後の深部体温が高く、眠りにつくとどんどん低くなっていき、睡眠中の心拍数も少なくなることがわかりました。そして朝、目覚めたときには、疲労回復感がより高いことがわかりました。

それは、深部体温にメリハリをつける効果があるためだと考えられています。

逆に、起きているときはどのようにしたらよいでしょうか。

室内環境の温度を変えるとストレスが軽減し、作業効率が上がることが実験で確かめられています。

実験では、作業する環境を午前中は24度にし、午後もそのまま24度にするグループと、午後は27度に上げるグループに分けます。すると後者のほうでは仕事のストレスが軽くなり、作業効率が高まることがわかりました。

これもやはり、深部体温のパターンに合わせて環境温度を変えてやることの効果です。

内臓を冷やさない対策

深部体温を下げないようにするためには、お腹を温めることが重要です。

たとえば夏の暑い時期に、冷たい飲み物や食べ物をとることは、消化のために温かい血液が胃や腸に集中してしまいます。暑くても、お店やオフィスのクーラーの冷気は下にたまります。知らず知らずに、下半身は冷え切っています。下半身の冷えも内臓の冷えにつながります。

毎晩、湯船に浸からずにシャワーですませている人も要注意です。温まっているのは表面だけで、シャワーの熱が冷めるのと同時に体温も奪われてしまい、さらに深部体温を下げてしまいます。

しっかりお風呂に入ることが、疲労回復や安眠にもつながります。

また食事に関しては、冷え性の人ほど和風惣菜を食べる量が少なめで、逆にご飯の摂取量は多いそうです。

武庫川《むこがわ》女子大学の佐々尚美《さっさなおみ》は冷え性の女子大学生を対象に、身体のさまざまな部位に温熱シートを貼《は》ったときに、どのくらい冷えが改善するか実験を行いました。すると、「首」に**貼ったときが、手や背中など身体の他の部位の皮膚温が最も高くなり**、ついで「腰」「腹」の順であることがわかりました。

その理由は、首の動脈（頸動脈《けいどうみゃく》）が温められ、それが全身の器官をめぐるためだと考えられています。また外側から温めるやり方として、足湯にも効果があります。

次に、簡単にできる深部体温の測り方を紹介しましょう。

まず、仰向けに寝て、片方の手のひらをへそよりも上部に、もう片方の手のひらはへそよりも下部に置いて、両手のひらで感じる温度の違いを比べてみてください。

へその下部のほうが温かかったら、内臓が冷えています。その理由は、人間は構造的にへその上部のほうが脂肪がつきにくく内臓も詰まっているため、温かいからです。

この方法で内臓の冷えを自覚した人は、次の方法でお腹を温めるとよいでしょう。

①腹巻きを巻く
②使い捨てカイロをへその上部に貼る
③足指のマッサージや足ツボを刺激する
④足浴をする

内臓が冷えている人は、下半身を温めて血行をよくすることが大切なのです。

微生物との共生関係

ところで、トキソプラズマ・ゴンディという名前を聞いたことがありますか？　これはマウスなどに感染する単細胞の寄生生物です。ネズミがこれに感染すると、なんとネコのことを魅力的に感じるようになります。

その結果として、このネズミはネコの餌食《えじき》となり、トキソプラズマは新たな宿主（ネコ）の体内に入り、生活環を完結させます。ネコはトキソプラズマにとって最終的な宿主（終宿主）なので、ここではじめて有性生殖をすることができるのです。

昆虫の脳の中で成長する冬虫夏草《とうちゅうかそう》の仲間の寄生菌類（Ophiocordyceps属）もそうです。この菌類がアリに寄生すると、アリは脳を食い尽くされてしまう直前に、草木の上に登って葉にしっかりと噛みついて死ぬのだそうです。

アリが死ぬと、頭部からキノコのようなものが発芽して、そこから胞子を遠くまで飛ばします。

他にもよく知られている例として、吸虫類のLeucochloridium（ロイコクロリディウムあるいはレウコクロリディウム）がいます。

これは変わった寄生虫で、幼虫のときにはカタツムリに寄生します。カタツムリは、ふだんは鳥などに見つからないように葉の陰などにいます。ところが寄生されると操《あやつ》られているかのように目立つ場所へと移動していきます。

この寄生虫はカタツムリの触角に移動し、イモムシのような擬態《ぎたい》で激しい動きをして鳥の目を引きます。そしてカタツムリは鳥に食べられ、ロイコクロリディウムは鳥に寄生するのです。さらに鳥の中で成虫になると、今度は幼虫を含んだフンがこの鳥から排泄され、そのフンをカタツムリが食べる……という繁殖サイクルを繰り返すわけです。

このように微生物が宿主の行動を操る現象は、自然界では広く見ることができます。私たち人間の身体も膨大な数の外来の微生物を宿していて、それらの中には人間の心に影響を及ぼしているものもあるのです。

ただしこれらの微生物のほとんどは寄生体ではなく、私たちの腸や皮膚に棲《す》みついており、私たちと共生関係を営《いとな》んでいるので、心配には及びません。

腸内細菌が脳をハイジャックする？

アメリカのニューメキシコ州の医学者ジョー・アロックによると、頭では食べてはいけないとわかっていても、腸が食べたいと欲した場合、脳と腸の主導権争いが発生し、もしも腸が勝った場合には、腸からの指令に抗《あらが》うことはできないのだそうです。

なぜなら腸にいるさまざまな種類の腸内細菌は、それぞれに好物の栄養素が異なっています。そのため好物の栄養を摂取してもらえるように、迷走神経を通じて、脳に味覚、気分などを伝えます。すると脳は無意識のうちに人の摂食行動をコントロールして、腸内細菌が好む食べ物を食べてしまうことになるそうです。

これは人体の中でも腸によって脳がハイジャックされているということができます。一人の人の中でも脳が別の身体部位からハイジャックされることが起こるのです。

これらの微生物の大半は細菌ですが、ウイルスや真菌（カビの仲間）も含まれています。たとえば腸なら、この生態系をまとめて「腸内細菌叢《そう》」といいます（腸内フローラなどともいう）。腸内細菌叢の生産物の一部は人間のホルモンや神経伝達物質（神経細胞が互いの連絡に使っている化学物質）に非常によく似ています。

消化管（特に胃と小腸、大腸）にいる微生物が人間の健康に重要な役割を果たしていることは古くから知られています。

最近の研究で、人体に棲むこうした微生物が私たちの気分や感情、そして性格にまで影響を与えていることがわかってきました。**腸内細菌は脳での遺伝子の発現を変え、記憶と学習に関係する脳の発達を左右している**ようなのです。

人によって性格特性や、その日の気分などが変わりますが、これも腸内細菌の影響があるのかもしれません。臨床《りんしょう》試験では、プロバイオティクス（腸など消化管に好影響を与える微生物を含んだ補助剤）によって気分障害を治療できる可能性まで示されているのです。

その可能性を裏づける研究として、アメリカの精神医学のリサ・クリスティンたちは、幼児の腸内細菌の種類や構成比と、その幼児の気質との関連について調べました。するとある特定の腸内細菌の豊かさと多様性が、俊敏さや外向性と関連していることがわかりました。

また男児ではある腸内細菌の多様性が、性格のポジティブさ、好奇心の旺盛さなどと関連していること、女児では同じく恐怖などと関連していることがわかりました。

もちろんこの研究はあくまで「関連性」について明らかにしただけなので、「因果関係」まであるかどうかはわかりません。しかしその可能性は大いにあると、この研究者たちも述べていて、心の問題について腸から介入する可能性もあるわけです。

前述のように、独自の神経系を持つ「腸の脳」(腸神経系)は、脳から受け取るよりもはるかに多い情報を脳に送っています。ですから胃や腸、そして腸内細菌などの不調が、うつ病や不安神経症などの精神疾患の原因になる可能性があるのです。

そのような理由で、最近では「腸―脳相関」よりも、「腸内細菌―腸―脳軸」といった考え方が注目を浴びるようになってきたのです。

発達障害の原因?

さらに九州大学の須藤信行《すどうのぶゆき》(医学研究院臨床医学部門教授)らは2004年に、腸内の微生物がストレスを緩和《かんわ》させることを突き止めました。

彼らはまず無菌マウスを育て、ストレスに対する反応が大きいことを確かめました。そして次に、この無菌マウスにビフィズス菌の一種を与えました。これはヒトでも齧歯類《げっしるい》でも腸内細菌叢によく見られる菌で、生後最も早い時期に消化管に棲みつく善玉菌です。

すると、このマウスは、ストレスに対する反応が小さくなり、ストレスへの耐性が通常のマウスと同程度になったのです。

また、宇宙飛行士や大震災の被災者を対象とした研究でも、そのようなストレスを体験した後は、腸内細菌が大きく変化することも確かめられています。

その理由としては、ストレスを体験すると腸内ではカテコラミンというホルモンがつくられ、それによって大腸菌が活発になるからだということがわかってきました。

これまでの研究結果を総じて見ると、胃腸にいる微生物の環境がその動物の情動反応を変えるということは確実にいえそうです。

また自閉症スペクトラム（ＡＳＤ）の患者には、かなりの確率で腸管壁《ちょうかんへき》浸漏《しんろう》症候群、過敏性腸症候群、有益な細菌株の不足といった、腸の機能不全がみられるそうです。その結果、腹痛や腹部膨満感、便秘、下痢、嘔吐《おうと》などの症状はＡＳＤ児は健常児の３倍も高いというカリフォルニア大学の研究もあります。

さらに、シドニー・ファインゴールドの研究でも、ＡＳＤ児は健常児と腸内細菌の種類や割合が異なっていることもわかってきました。それは神経毒を産生する細菌の割合が高かったそうです。

そこでASD児に対して、抗生物質で2週間、腸内を浄化《じょうか》したあと、便の腸内細菌の移植を行いました。すると消化器症状がよくなり、自閉症の行動異常も改善し、それらの効果は8週間後の追跡調査時にも続いていたそうです。

さらには健常児の腸の透過性《とうかせい》が亢進《こうしん》している割合は5パーセントに満たなかったのに、ASD児では36パーセントにものぼったという報告もあります。腸の透過性が亢進してしまうと、抗原となる物質が血液中に漏《も》れでてしまうことになり、それは脳血液関門を通過して脳に炎症を引き起こす可能性も指摘されています。そのことがASDの発症に関わっているという研究者もいます。

心をつくりだす臓器

ここまで見てきたように、深部体温や腸内細菌によって腸は脳に影響を与えていることがわかります。そして脳が何かを考えるより前に、**腸がうつや不安などの根源的な感情を生みだしていることが明らかにされてきたのです。**

しかし、心というものを考えるにあたって、腸と脳のコネクションだけを見ていくやり方は単純すぎるといえそうです。人の心を理解するためには、体内の他の器官やシステムの間のコネクションも考慮に入れる必要があるからです。

実際、マウスではストレス性皮膚炎が腸内の微生物によって緩和したという報告もあり、腸と同じく心の発生に大きく関わっている身体部位として、皮膚について見ていくことが大事だといえそうです。

人の心について考える場合、人間の内側にある内臓と、外側にある皮膚、そして動きをもたらす筋肉を、それぞれ「小さな脳」として扱い、それと大脳を加えた四者がどのようなストロークをしているのか見つめていくことが必要だと思います。

それは、心を脳というたった一つの器官だけに閉じこめて考えようとする近代科学へのアンチテーゼでもあります。

次章では、腸と皮膚がじつは緊密なつながりを持っていること、そして皮膚も腸に負けず劣らず脳に影響を与えており、心をつくりだす上でまた俎上《そじょう》にあげるべき大切な臓器であることを見ていこうと思います。

第3章　皮膚から癒す

皮膚は重要なセンサー

第2章では、生物の進化の歴史をたどると、腸が最初にできた内臓だという説を紹介しました。

確かに多細胞生物であるヒドラやイソギンチャクといった、脳も神経もない原始的な生物は、腸だけでできています。そしてその周囲に神経や組織、筋肉などができていったことを考えると、腸は脳や神経や筋肉などよりも早い段階で備わっていたと考えることができます。

ここでは生物の歴史をさらにさかのぼってみます。20億年ほど前には、膜によってDNAなどを閉じこめた核を持つ真核《しんかく》細胞が出現します。ここにはまだ腸もありません。当然、脳や神経もありません。

そこに何があったかというと、自他を区別する細胞膜と、細胞にエネルギーを与えるミトコンドリア、DNAがある核などでした。もちろん、子孫を残すためのDNAやエネルギーをつくりだすミトコンドリアも重要ですが、私は細胞膜も同じくらいに重要だと考えています。

細胞膜は細胞の内部を保護して生命としての形を維持するだけでなく、環境の温度を判断して適温かどうかを見極《みきわ》め、食料となるものか否《いな》かを判断して細胞内に採り入れるはたらきもしています。なかには物理的な刺激に反応するゾウリムシなどもいます。細胞膜の持つこのようなはたらきがなければ、単細胞生物はすぐに死んでしまうでしょう。単細胞生物にとって膜が果たしていたたくさんの役割を、多細胞生物では体表である皮膚が担《にな》うようになったわけです。ですから、皮膚には光や音を捉えるといった、これまで知られていなかった多くの機能が秘められています。

皮膚も臓器の一つと考えると、**皮膚が他の臓器と異なるところは、感覚器官でもあるところ**です。そのため触覚、温度、痛みなどの感覚の受容器を無数に備えています。この敏感なセンサーは、人間にとって非常に重要なはたらきをしています。

「皮膚感覚でわかる」という日本語があります。これは現場に行って、その場の持つ空気や雰囲気を直《じか》に感じるということです。頭で論理的に判断するのではなく、またネット上の写真を見てなんとなくわかった気になるのでもなく、まさにその状況の中に身を置いて感じられることこそが重要なのです。

このことは、「実感」とも結びついています。ネット社会はバーチャルですから、触覚や皮膚感覚はほとんど重要な意味を持たない世界です。ところが人間にとって視覚的な情報は非常に大きな意味を持つため、人間は見たものを信じてしまう性質があります。しかし視覚はとても騙《だま》されやすく、錯覚《さっかく》は非常に多くの種類があることが知られています。聴覚にもそのような錯覚がたくさんあります。

一方、触覚は触れたものが実在することを確信させてくれる感覚です。実在するものにしか触れることができないからです。人間は触れることではじめて安心できるのですが、世の中は触れない方向に突き進んでいます。

ネットショッピングをはじめとして、日常で触れるものはツルツル、スベスベの工業製品ばかりです。また「危険だから」「汚《きたな》いから」という理由で、母親は赤ちゃんが好奇心で弄《いじ》ろうとする手を遮《さえぎ》ります。

さらに環境の温度は空調で24時間快適に設定され、温度感覚もあまり感じなくなりました。街から危険なものは排除されているため、皮膚感覚としての痛みも、満員電車で足を踏まれる以外、ほとんど感じることはありません。

五感の中で最も根源的な感覚

また現代では多くの人が使っているメールやSNSは、人間のコミュニケーションのあり方までも根こそぎ変えようとしています。そして深く密な人間関係よりも、広く浅い人間関係が好まれるようになりました。

職場ではセクハラの問題から触れることは極力制限され、学校現場でもセクハラや体罰の問題もあり、生徒に気軽に触れることはできなくなりました。医療現場では看護師も医師も患者に触れることは少なくなりました。母親も子どもに触れることが減っています。

こうしてスキンシップが世の中から減ってしまった結果、互いの気持ちを共有しにくく、信頼関係を築きにくい、浅く広く無難な人間関係ばかりになってきました。

しかし、大切なことは面と向かって会うことであると、誰もが感じているでしょう。「あの人とは肌が合わない」というように、面と向かって話をするだけで、あるいは皮膚が接触するだけで、「合う・合わない」ということが直感的にわかるのです。

そのような判断は、理性的に脳でしているものではありません。むしろ脳は、とても苦手《にがて》なのです。コンピュータでも相性が合う・合わないを判断できますが、それは、人が持つ情報を数値化した場合に限られます。ですから当然、心理テストなどをやらない限り、合う・合わないの判断はできないのです。

しかし、心理テストを受ける人は果たして本当のことを回答しているといえるでしょうか。このような「皮膚感覚でわかる」にしても「あの人とは肌が合わない」にしても、厳密にいえば皮膚が判断しているわけではないでしょう。現場に身を置いたときのむせ返るようなむし暑さ、あるいは凍《い》てついて痛いほどの寒さ、ぽかぽか陽気の心地よさなどといった皮膚で感じられるものが、その判断に大きな役割を持っているのだと思います。

また相手と話したり触れられたりしたときに、皮膚で「鳥肌が立つ」とか「発汗する」などの微細な変化が起こり、それが脳に届いた情報からそのような判断をしているのかもしれません。

皮膚には現在の科学では明らかにされていない可能性が、まだまだ秘められているのです。

また、**皮膚は現実に強烈な快や不快の感覚をもたらします。**恋人との触れあいによってもたらされる甘美な快感、最愛の人に抱きしめられたときの安心感、じゃれあうときのくすぐったさ、スクラムを組むスポーツ選手の一体感などなど、すべて皮膚の感覚からもたらされるものです。

それらは生きる意欲に結びついたり、他者との絆《きずな》で結ばれた自尊感情を高めたり、他者との気持ちの共有を促したりといったように、非常に強い影響を脳に与えています。それは**五感の中でも最も根源的な感覚であり、他者との関係を構築するために必要不可欠なものだと**思います。

触れることが極端なまでに疎《おろそ》かになった現代という時代には、気持ちのよい触れ方を体感できる機会も減ってしまいました。しかし、人々がもっとお互いに自然に触れあって、互いに快適で親密になれるスキンシップの方法があるのです。そのようなことも、これから学校教育の中で経験的に学ばなければならない時代になったと思います。

本章では、まず人間にとって皮膚が持つ役割を生理学の立場から読み解き、そして皮膚感覚という根源的な感覚が果たしている役割に焦点をあてて見ていくことにしましょう。

常在菌との共存

皮膚と腸には大きな共通点があります。それは**外界と接しているる**ということです。皮膚が外界と接していることはすぐにわかりますが、前述したように胃や腸といった消化器官もじつは外界と接しています。

ちくわの穴の内側は空気と接していますが、それと同じように、胃や腸の内側も自分以外のものである食物と接しているのです。

口腔《こうくう》や鼻腔、膣《ちつ》などもそうですが、外界と接している部分には、微生物がたくさん棲《す》みついています。そして、微生物が生きられるように栄養を与える代わりに、自己を外界から守ってもらいながら、微生物と共存関係をうまく築いています。

このような微生物を常在菌といいます。

心理的ストレスが皮膚の炎症を起こすメカニズム

ストレスが続いたとき、便秘になったり、肌が荒れてニキビができたりしたことはないでしょうか。逆に身体の調子がいいときは便通もよく、肌のツヤやハリがいいでしょう。

このように、皮膚は内臓の健康状態を反映するので、「皮膚は内臓を映す鏡」ともいわれます。このように、皮膚と腸、そして脳は三位一体《さんみいったい》の関係にあるのです。

さてこの三者の間には、どのようなメカニズムがはたらいているのでしょうか。腸に棲んでいる微生物が、脳（情動）と皮膚の炎症とを仲介する役割を果たしているようです。

1930年代のことです。イギリスの皮膚病学者ジョン・ストークスとドナルド・ピルズベリーは、三者の関連を「腸―脳―皮膚軸」仮説（図8）として提唱しました。

まず心理的ストレスによってネガティブな情動が起きると、それによって腸内細菌叢《そう》が悪化して悪玉菌が増えます。すると腸管の透過性《とうかせい》が高まり、いわゆる「漏《も》れる腸（Leaky gut）」となってしまい、それが皮膚の炎症につながるという説です。

最近の研究で、この説が正しいことが次々と実証されてきました。たとえば、カナダのマクマスター大学のジョン・ビエネンストックは、マウスにストレスを与えて皮膚炎を起こしました。そして、そのマウスに乳酸菌の一種（ラクトバチルス・アシドフィルス）を含む調整

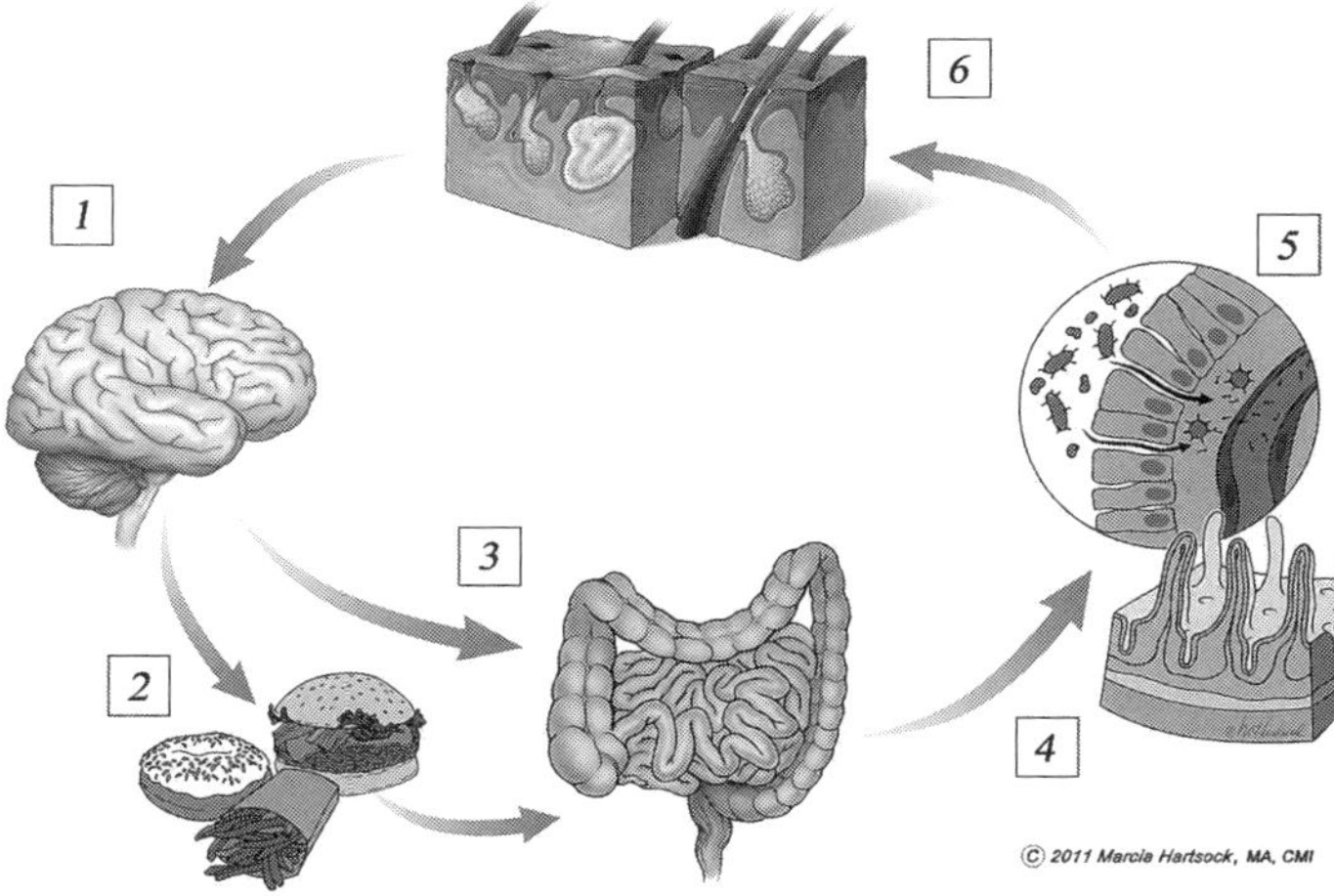

図8　「腸—脳—皮膚軸」のサイクル

[1]心理的ストレスがあると、([2]食物繊維を欠いた高脂肪食を食べることでさらに）[3]腸の運動と腸内細菌に変化をもたらします。そして、[4]正常な腸内細菌の叢（特にビフィズス菌）の損壊が腸の透過性を引き起こし、[5]エンドトキシン（細菌などの微生物がつくる物質で、微生物から放出されると寄生している宿主に害を及ぼすものの総称）は全身に回っていきます。[6]皮膚では細胞の炎症と酸化が増加し、サブスタンスPが上昇し、内毒素血症によってインスリン感受性（ブドウ糖と結びついたインスリンを受け取るインスリン受容体のはたらき）が低下します。それは過剰な皮脂の分泌を促し、ニキビを悪化させ、それに伴う心理的ストレスが高くなります（[1]に戻る）
[Bowe, W.P. & Logan, A.C., Gut Pathogens 2011, 3:1より改変]

乳を与えました。するとストレスによる皮膚炎が緩和《かんわ》し、発毛が回復したのです。

皮膚に棲む細菌が腸内細菌とクロストークして、人間の心や行動に影響を及ぼすことがあるのかどうかは判明していませんが、「消化管以外のどこかにいる細菌が関与していると考えるのは不合理ではない」とビエネンストックはいいます。

日本の研究でも、腸内細菌が産生した毒素が腸で吸収され、血流を介して皮膚に蓄積すると、表皮細胞の分化に異常をもたらし、皮膚のくすみや乾燥を引き起こすことがわかってきています。

そしてプロバイオティクスおよびプレバイオティクス（プロバイオティクスのはたらきを助ける物質）を摂取することで、皮膚の状態がよくなることも確認されています。

このように、皮膚と腸のそれぞれの健康度、そして脳で感じる心理的ストレスは密接な関係があるのです。

皮膚もさまざまなホルモンをつくっている

一般的にホルモンは身体のさまざまな部分で産生されています。代表的なのは、脳の視床《ししょう》下部《かぶ》や脳下垂体《のうかすいたい》といった中枢《ちゅうすう》神経でつくられますが、甲状腺《こうじょうせん》や副腎《ふくじん》といった末梢《まっしょう》の器官でつくられるものもあります。

ただし、あまり知られてはいませんが、皮膚もさまざまなホルモンをつくっています。実際にストレスがあると、表皮ケラチノサイト（角化細胞）からは、ＣＲＨ（副腎皮質刺激ホルモン放出ホルモン）、ＡＣＴＨ（副腎皮質刺激ホルモン）、プロラクチンなどを分泌し、真皮線《しんぴせん》維芽《いが》細胞からは、ＡＣＴＨ、コルチゾールなどのホルモンが分泌されます。

さらにマスト細胞（肥満細胞）からはＣＲＨが分泌され、その細胞の表面にはコルチゾールやプロラクチンの受容体も存在しています。

こうしてストレスに対して、身体の調子を上げたり下げたりして、ストレスに備えているわけです。

皮膚のシミは筋肉を鍛えると消える

私たちは加齢によってどうしても皮膚にシミが増えてしまうと思っているのではないでしょうか。ところが、紫外線を浴びても加齢によってもシミができない人がいるそうです。

ポーラ化成の研究グループによると、そういう人は体質的に、生まれつき筋肉の性質が異なる可能性があり、**体重あたりの体幹と下半身の筋肉の総量が多い人ほど、顔のシミが少ない**ことがわかったそうです。

身体の筋肉と顔のシミとの関係について実験した結果、筋肉で「マイオネクチン」という物質がつくられます。

マイオネクチンは、骨格筋から産生・分泌されるホルモンで、ウォーキングなどの持久力を高める有酸素運動をすると増やすことができます。

この物質が血液の中に放出され皮膚に運ばれると、シミのもとになるメラニンの生成を抑えることがわかったそうです。ヒトは自らの筋肉でシミ抑制物質をつくりだしていたのです。

さらに研究によると、身体の中の筋肉量が多い人ほど、シワや毛穴の目立ち、色ムラなどが少ないことも明らかになったそうです。

このように、筋肉は皮膚にもホルモンを通じて影響を与えているのです。

赤ちゃんの肌はなぜすべすべ？

赤ちゃんは、うらやましいほどすべすべして美しい肌をしていますが、その理由は何でしょうか。

赤ちゃんの皮膚は、肌に弾力性をもたらす真皮層の線維がしなやかなのです。この線維は「お肌の曲がり角」といわれる20代半ばをピークに老化が始まるため、皮膚はしだいに弾力性が失われていきます。この真皮層の線維のしなやかさが理由の一つです。

二つめの理由は腸にあります。前述のように人間の腸内には非常にたくさんの細菌がいます。悪玉菌が多いと腸に毒素が増えてそれが血液によって皮膚に運ばれ、肌荒れなどの原因になります。赤ちゃんの場合、腸内では圧倒的に善玉菌が多いのです。

それは、母乳の中に含まれる約50種類ものオリゴ糖（プレバイオティクスの一種）のおかげだといえます。母乳で育っている赤ちゃんの腸内細菌を調べてみると、じつに95パーセントはビフィズス菌で占められています。それはオリゴ糖の持つ強力なビフィズス菌増殖作用によるものです。

このように**腸内環境がよいときれいな血液をつくってくれます**。そして、そのきれいな血液はたくさんの栄養分を身体中に運び、それは毛細血管まで行きわたり、栄養分を皮膚に送りだしてくれます。

逆に、ふだんの食生活の乱れやストレスなどで腸内が悪玉菌で占められるようになると、汚い血液がつくりだされ、それが身体中をめぐって皮膚がくすんだり、吹き出物が出てきたりきめが粗《あら》くなったりしてきます。

腸からアトピー性皮膚炎？

最近、アトピー性皮膚炎にかかる人が非常に増えています。皮膚の症状であるアトピーにも腸が大きな影響を与えています。
近畿大学医学部奈良病院の山田《やまだ》秀和《ひでかず》によると、重症の成人型アトピー性皮膚炎の患者には、便秘、下痢などを繰り返す人が患者全体の6割を占めているといいます。その人たちの大腸を内視鏡で見ると、大腸炎と診断できる人がほとんどで、さらにその大腸の組織にはほぼ全例に慢性大腸炎が認められるそうです。

ひどいアトピー性皮膚炎の人ほど、腸炎もひどいという結果も出ており、皮膚炎と腸炎は密接に関連しているようです。

そのメカニズムですが、通常は私たちが食べた食物のたんぱく質は分解されてアミノ酸になってから血液中に入ります。ところが腸に炎症があるとその部分の腸壁のバリア機能が壊れてしまいます。すると、たんぱく質がそのまま腸壁を通過して血液に入ってしまうため、免疫システムはそれを異物だとみなして攻撃をしかけます。

このように、自分で自分の身体の一部、あるいは無害なものを攻撃して傷つけるのがアレルギーです。

そもそも腸管の炎症はなぜ起きるのでしょうか？

腸に棲む善玉菌は腸内での悪玉菌による異常発酵《はっこう》や腐敗を防ぐはたらきをしています。しかし、ジャンクフードばかり食べていたり、心理的ストレスが続いたりすると、腸内の悪玉菌が増えすぎてしまいます。すると、腸内では有毒物質が発生します。

これが腸粘膜を刺激して炎症を起こすのです。特に、動物性たんぱく質によって腐敗が起きやすくなり、それが炎症を促し、そこからアレルゲン（アレルギーの原因となる物質）として血液中に侵入していくのです。このように、腸内環境の悪化がアトピーの一因になるのです。

ピーナツアレルギーが発症した理由

皮膚は腸と同じように、私たちの環境と直接接しています。

かつてイギリスでは、乳児のピーナツアレルギーが非常に増えました。ただ、まだ歯もない乳児がピーナツを食べるはずはありません。そこでロンドン大学のギデオン・ラック教授が調査をした結果、皮膚に塗るベビーオイルにピーナツオイルが含まれていたことがわかりました。

そしてピーナツアレルギーの発症には、母親が妊娠中にピーナツを食べていたこととはまったく関係なく、ピーナツオイルが含まれたベビーオイルをどれだけ塗ったかということと、乳児の肌の湿疹《しっしん》の有無《うむ》に関係があることがわかりました。

人間の身体には、外部から体内に入ってきた物質に対して自分を防御する感作《かんさ》（生体を抗原に対して感じやすい状態にする）という免疫システムがあります。この免疫反応によってIgE抗体がつくられ、アレルギー疾患を発症します。

健康なバリア機能を持つ皮膚は感作を起こしにくいものですが、湿疹やアトピーのようにバリア機能が低下していると、皮膚についたアレルゲンを免疫細胞が取りこんでしまう、経皮感作という現象が起こります。

湿疹がある皮膚にアレルゲンが触れ続けていると、わずか数日でアレルギー発症のきっかけとなるIgE抗体ができてしまい、アレルギー反応が起こりやすくなってしまうのです。

イギリスの研究でも、生後3ヵ月の時点でのアトピーの重症度と、食物アレルギーの感作は比例していることがわかっています。

一方、口から入った食物に対しては、食べたものを異物として攻撃して免疫反応が起こらないようにするシステムがはたらくため、食物アレルギーの発症リスクは抑えられるそうです。

日本でも、石鹸《せっけん》に含まれていた小麦のたんぱく質が原因で、小麦アレルギーになった事件が話題になりましたが、同じことです。特に手荒れがひどいときに、魚や果物に触れると発症する可能性が高まるともいわれているので、注意が必要でしょう。

アレルギー疾患を助長する生活

アトピーの人は、ふだんから副交感神経の活動が際立《きわだ》っています。その原因と考えられるのは、環境や生活パターンが、副交感神経優位な体質になるようなものだからです。副交感神経は快適でリラックスしたときに優位になります。それ自体は悪いことではないのですが、それは交感神経とバランスよく交代してこそ意味があるのです。

現代人は清潔で、空調などで温度管理をされた快適な部屋でくらしています。交感神経を活発にさせる紫外線に適度にあたることも減っています。交通手段の発達やエスカレーター、エレベーターの普及で歩くことも少なく、運動不足にもなっています。排気ガスによって炭酸ガスが増えていることも、副交感神経優位にはたらきます。

つまり、**都会型の生活がアレルギー疾患を助長している**のです。

そのことを裏づける例を一つ紹介しましょう。

20世紀後半、先進国でアレルギー疾患が激増しました。その原因として考えられたことは、花粉やダニの増加、大気汚染《おせん》でした。ところがスイスの研究で意外な原因があることがわかってきたのです。

２００２年、スイスの社会予防医学研究所のブラウン・ファーランダーたちの研究では、ドイツやオーストリアやスイスで、農家と非農家の子どもの家のホコリを集め、エンドトキシンと呼ばれる細菌成分の量を調べました。それが多い農家の子どもほど花粉症とぜんそくを発症していなかったのです。

エンドトキシンは毒素なのですが、それに曝《さら》されることで身体を守るための免疫機能が強くなるわけです。ところが乳幼児期にエンドトキシンへの曝露《ばくろ》が少ないと、免疫システムが闘うための相手を見つけることができないため、自分自身に矛先を向けてしまうのです。農家のエンドトキシンの最大の発生源は家畜の糞《ふん》です。糞に触れることのない清潔な社会がアレルギーを生む一因だったのです。

それでは、子どもの頃にエンドトキシンを人為的に大量に摂取したらよいのでしょうか。それは現実にはむずかしいようです。エンドトキシンは大量に体内に入るとショックをひき起こし、生命への危険を及ぼすからです。

ただし、ペットの糞便のエンドトキシンでも同じ理屈で効果があるそうです。アメリカのマーシュフィールド病院のジェレミー・バフォードたちによると、イヌを飼っている家庭で生まれた赤ちゃんのほうが、将来（3歳まで）アトピーや喘息《ぜんそく》にかかりにくいこともわかっています。少なくとも、生後1年以内にそれに曝されることが重要なようです。1歳以上では、逆にアレルギーを誘発することもあるのです。

うつ的になると痛みに敏感になる

現代は、うつ病の人がとても増えています。そして同時に、身体の痛みに悩まされる人も増えています。**人はうつ病になると、痛みに敏感になる**ことが最近の研究でわかってきました。

実験ではうつ病の患者の皮膚に熱い刺激を与えたり、身体の深部を刺激すると、健常な人に比べてより強く痛みを感じることがわかっています。これには脳内のセロトニンやノルアドレナリンのはたらきが関係しているようです。

セロトニンは脳内で、痛みの感覚を抑えています。ですからその機能が弱まると痛みに敏感になり、ささいなことで頭や関節、お腹などに痛みを感じてしまいます。身体が痛くて仕方がないような人は、うつ病を疑ってみる必要があるかもしれません。

また、抑うつ傾向の高い母親から生まれた赤ちゃんには、皮膚感覚にさまざまな問題があることが知られています。

たとえば、一時的な抑うつの場合は問題は見られませんが、生後12ヵ月を超える期間、母親が抑うつになっていると、子どもの認知的発達に悪影響を及ぼすそうです。そして、その影響は子どもが4歳になっても見られます。

また、抑うつ傾向の高い母親から生まれた赤ちゃんは、硬いものと柔らかいものを持たせた場合、硬いものを持っている時間がそうでない赤ちゃんのおよそ2倍も長いことがわかっています。赤ちゃんは通常、柔らかいものを好むので、そのような赤ちゃんは柔らかさの識別がうまくできなくなっているようです。

同じように、重さの識別や温度の識別も、うまくできなくなる傾向があるそうです。その原因もやはり脳内のセロトニンの産生量が少ないために、知覚的な能力が鈍《にぶ》ってしまうのだと考えられています。

いずれにしても、現在増えているうつ病も皮膚感覚と密接な関係があることがわかります。

拒食症の人の皮膚感覚

現代の若い女性に多い拒食症も、皮膚感覚の異常と関連があることがわかってきました。イギリスのオックスフォード大学のマーチン・グルンウォルドたちは、まず13センチ四方のプラスチック板に、幅7ミリ・深さ3ミリの線で台形や円と線を組みあわせた図形を刻《きざ》んだものを用意しました。そして健常者と拒食症患者のグループを用意し、それぞれに目隠しをして、両手で触ってもらいました。

その後、目隠しを外《はず》して、刻まれていた図形を紙に描いてもらいます。すると拒食症患者は健常者に比べて、図形の把握《はあく》が正確にできなかったのです。

摂食障害の子どもの多くは、知が勝《まさ》って情緒に乏《とぼ》しく、感覚が育っていないため、極端な拒食でも空腹を感じないといわれています。そして何よりも乳幼児期の母子関係が希薄だった傾向があります。幼少期から「皮膚感覚の飢餓感《きがかん》」があるのかもしれません。

いずれにしても、拒食症の患者の皮膚感覚の異常に着目すると、従来の心理療法やカウンセリングとはまったく異なる方法で治療することができるのです。

実際に、先のグルンウォルドたちは、拒食症の女性に、一日1時間ずつ3回、合成ゴムでつくられ、身体に密着するダイビングスーツを着てもらいました。すると脳波に変化が表れ、3ヵ月で体重が平均800グラム増加したそうです。そしてスーツの着用をやめると、体重は元に戻ってしまったといいます。

治療効果のメカニズムとして、全身の皮膚に刺激を与えることで、脳の右半球の体性感覚野が刺激され、ボディイメージ（自分の身体について持つイメージ。拒食症の患者は実際には激しくやせているにもかかわらず、「太っている」という、歪《ゆが》んだイメージを持つためダイエットを続けてしまうといわれている）が正常になったからであると考えられています。ただし、グルンウォルドが指摘しているように、ダイビングスーツを着ると皮膚の温度が少し上がることが原因である可能性もあるとのことです。

また、拒食症の女性が触覚のテストをやっている間、脳波も同時に測ってみました。すると、拒食症の患者は特に右半球のシータ波が健常者よりも弱いことがわかりました。シータ波は記憶の閃《ひらめ》きとも関係しています。ダイビングスーツの着用を続けて、体重が正常に近づくにつれて、右半球のシータ波が強くなり、左右対称になってくることもわかりました。調べてみると、拒食症の患者は、触れるときの手の動かし方には問題はありませんでしたから、閃きの感覚が鈍っているといえるでしょう。ダイビングスーツを着ることで、皮膚の感覚が覚醒された結果、ボディイメージの歪みが小さくなったことがわかります。

認知症や発達障害も皮膚感覚に問題

近年、認知症の高齢者が増加しています。そして彼らは皮膚感覚に問題があることが明らかになっています。

岡山大学工学部教授の呉景龍《ごけいりゅう》と医学部教授の阿部康二《あべこうじ》の研究グループは、指で「くの字形」の図形に触れてもらい、角度の違いを区別する方法で**認知症の早期発見**ができることを発表しました。

診断方法は、目隠しをした状態で装置に手を固定して、異なる角度の「くの字形」が立体的に浮きでたプラスチック板を２枚ずつ指先で触り、どちらが大きな角度かを答えてもらいます。９種類の角度で計80回行い、その正答率から診断します。

人間の指先の触覚は繊細です。角度を区別する際には、脳の空間認知や短期記憶、判断など一連の活動を必要とするため、高次脳機能障害である認知症の診断に有効だというわけです。

実験の結果、軽度認知障害患者とアルツハイマー型認知症患者の正答率は、健常高齢者よりも低いことが判明しました。

また、多くの発達障害の人も触覚の問題を抱えています。

発達障害の子どもの触覚に関しては、過敏な子どももいる一方で非常に鈍感《どんかん》な子どももいます。触覚が過敏な子どもは、身体に触れられることを嫌います。特に、軽く触れられるのを嫌《いや》がる子どもが多いようです。

逆に鈍感な子どもでは、たとえば背中にランドセルを背負っている重さやランドセルの触覚がわからなくなるような子どももいます。集中すればわかるけれど、疲れてくると自分の背中があるのかさえわからなくなるといいます。

このように触覚の問題は、先に述べたボディイメージの障害にもつながっています。つまり、**自分の身体の境界の位置がわからなくなってしまう**のです。健常な人は、自分の身体の大きさを正確にイメージできるため、このスペースなら通れると判断したり、物にぶつからないように身体をひねって通ったりしますが、発達障害の子どもはそれがよくわからないのです。

ですから、皮膚を撫《な》でさすりマッサージするというのは、皮膚に刺激を与えて、触覚を賦《ふ》活《かつ》（活発化）させ、ボディイメージを鮮明にすることができるのです。

これは認知症の患者でも同じです。認知症の患者にマッサージをすると、「自分の背中がここまでだったんだ」というように身体感覚が賦活されることで、ボディイメージをよみがえらせることができるのです。

さらには、触覚以外の皮膚感覚に問題を抱えている子どももいます。温度に鈍感なため、暑さや寒さをあまり感じられないのです。温覚や冷覚の情報が脳に伝わらないので、脳も体温調節の機能をはたらかせることができません。

暑くても汗もかかずに炎天下を走りまわったりして、あとから急に発熱したりするのです。放っておいては命に関わることもあります。

また、虐待《ぎゃくたい》を受けた子どもも皮膚感覚を正常に感じられない問題を抱えています。親から愛情のある抱っこやスキンシップを体験してこなかったため、他者に触れられることが苦痛や恐怖と結びついてしまったのです。ですから、同じように触れられたとしても、安心したり気持ちよく感じることができないのです。そのため、**通常の子どもであれば、親に触れられると「絆ホルモン」といわれるオキシトシンが分泌されますが、虐待を受けた子どもは、それが分泌されないのです。**

そのような傾向はおとなになっても続きます。オキシトシンは人と人との結びつきを強め、親密な関係を築く役割を果たしています。ですから、虐待を受けて育った子どもは、将来も人との深い関係を築きにくくなってしまうのです。

また、ふだんオキシトシンの分泌が少ない人は、自殺率が高いこともわかっています。人との緊密な関係を築くことがむずかしいため、ふだんから孤独感を感じていて、幸福感が育たないのです。

孤独感は温度感覚とも関係があります。私は大学生にアンケート調査を行って、孤独感尺度に記入してもらうと同時に、その教室の温度を予想してもらいます。すると、**孤独感の高い人ほど温度が低いと思っている**ことがわかりました。

そして「アイスコーヒー」と「ホットコーヒー」ではどちらを飲みたいか、ということを聞いてみると、孤独感の高い人ほど「ホットコーヒー」を飲みたいと答える傾向がありました。俗に孤独なことを「心が寒い」といったりしますが、それは本当なのです。

このことも、心の状態が皮膚感覚に表れていることの一つの例だといえるでしょう。

また、孤独は心の痛みと関係しています。実際に人は孤独を感じると、身体の痛みを感じる脳の部位が反応することもわかっています。それは進化の過程で、自分を守るすべを持たない弱い人間が、集団で群れて生活することを選んだからです。そのような群れで生活する時代が長い間続いた結果、人は孤独になると体温が下がり、それを身体の痛みと同じく生命への警告信号として捉えるようになったのです。

イギリスでは2017年に1年間かけて、孤独の悪影響について研究した結果、孤独がイギリスの国家経済に与える影響は、年間約4・9兆円にのぼるとしています。

人口6565万人（2016年）のイギリスには、孤独を感じている人が900万人以上いるとされ、友人や親戚と1ヵ月以上会話していないお年寄りは、約20万人と報告されています。

そのような結果を踏まえて、2017年には、「国家的戦略により、孤独問題に対処することが必要」と提言がなされ、政府が主導で問題解決に取り組むため、専門の閣僚を設置することになったのです。

ここまで紹介した、現代人が抱えているさまざまな心や身体の問題を、単に脳の問題あるいは身体の問題としてのみ捉えることは間違っています。

もっと皮膚など他の臓器との関係や、そこに心を含めた皮膚感覚の問題、さらに広げて皮膚と接している環境や他者との関係の問題とも絡めた構図を描いて、それらの関係から原因を突き止めてこそ、本当の意味での治療をすることができるのです。

皮膚から他者の心を感じる

こんな実験があります。赤ちゃんの目の前で、何かを指で指し示します。少し離れたところにあるテレビとか、リンゴとか、なんでもかまいません。すると幼い赤ちゃんは、お母さんの指先を見つめるでしょう。

ところが、生後7～8ヵ月くらいになると、お母さんが指さした先にあるものを見るようになります。これは「ジョイント・アテンション（共同注意）」といって、お母さんが指さしているものを赤ちゃんも理解できている証拠になります。

これは誰でも当たり前のようにやっていることなので、別に不思議ともすごいとも思わないかもしれません。しかし、これは人間以外には、チンパンジーなどの高度に進化した動物にしかできないのです。

赤ちゃんはお母さんが指さしているものがわかると同時に、なぜ指をさしているのか理解しようとします。こうして人は他者の心を読み取り、共感することになるわけです。

これまでジョイント・アテンションは、この例のように視覚的に成立するのだと考えられてきましたが、最近ではそうではなく、皮膚感覚によって成立するのだと主張する研究者が出てきたのです。

たとえばチンパンジーの赤ちゃんは、お母さんにずっとしがみついて移動しながら生活しています。このとき、お母さんが危険を感じたとします。すると赤ちゃんはお母さんの心臓がドキドキする鼓動《こどう》や、急に動きが速くなった様子を皮膚感覚として感じるでしょう。

それが自分の鼓動の感覚と違うことが意識されることから、自分の身体と他者の身体が違うことが意識され、そこから自己の感覚が生まれるというのです。それと同時に、母親のドキドキは危険を感じているからなのだということを理解するようになり、他者の心を感じることにつながるといいます。

昨今《さっこん》、抱っこされることが少なくなってきた子どもたちが、他者の心に鈍感だったり無関心だったりすることと無関係ではないでしょう。

触れあいで代謝と免疫に関わる遺伝子がオンに

カナダのサラ・モアらは、１２７９組以上の親子を対象に、毎日日誌に、どのくらい触れあったか、ということを記録してもらいました。その日誌を元に、触れあいが特に多かった親子と少なかった親子を約１５０人ずつ選びました。

それから5年後、２つのグループの子どもたちの遺伝子にどのような違いがあるのか、検査してみました。すると２つの遺伝子に違いがあることがわかりました。

一つは代謝に関わる遺伝子です。触れあいが多かった子どものほうが、代謝の機能がよくなっていることがわかりました。もう一つは免疫に関わる遺伝子です。こちらも触れあいが多かった子どものほうが、免疫の機能が高いことがわかったのです。

遺伝子というのはそもそも親から一対の遺伝子を受け継ぎますが、すべて同じようにその影響が表れるわけではありません。環境によって遺伝子のオンとオフが決まってくるのです。この研究では、代謝と免疫に関わる遺伝子で、触れあいが多かった子どもの遺伝子がオンになったわけです。

ただし、触れれば触れるほどよい影響が出るというわけではなく、特に触れあいが少ない場合に悪影響が出てくるようです。

では、身体のどの部分に触れるのがいいでしょうか？

もちろん、時と場合によるので一概にはいえません。たとえば、くすぐり遊びをしたいときには、わきの下やお腹にこちょこちょと触れるのがくすぐったさを最大にします。それに対して、リラックスさせたいときや、寝かしつけのときは、腰のあたりをゆっくり撫でたり、リズミカルに手のひら全体でタッピングするように触れるといいようです。

実際に私の研究室の谷地《やち》ちぐさが調べたところ、腎臓の上（腰のあたり）に触れると、腕に触れるよりも、リラックスの指標である心拍の変動（190ページ参照）が高まることがわかりました。

マッサージで身体に望ましい効果が

次に、マッサージを受けることによって得られるその他の効果について、私の研究からわかったことを紹介しましょう。

①深部体温が下がる

NPO法人日本セラピューティック・ケア協会と行ったマッサージの効果を紹介します。

やり方は、手と肩に20分ほどくまなくゆっくりと触れていく方法です。合計40人の方に施《せ》術《じゅつ》して、その前後で深部体温（鼓膜《こまく》で測定）や自律神経のバランス、気分（快や不快感）を測定させてもらいました。

私のこれまでの研究から、マッサージをすると抑うつ感が低くなることがわかっていましたが、今回の実験からその理由がわかりました。第２章の中には、常に深部体温が高いタイプの人がいると書きました。しかしマッサージをすると深部体温がやや低下するのです（図９）。

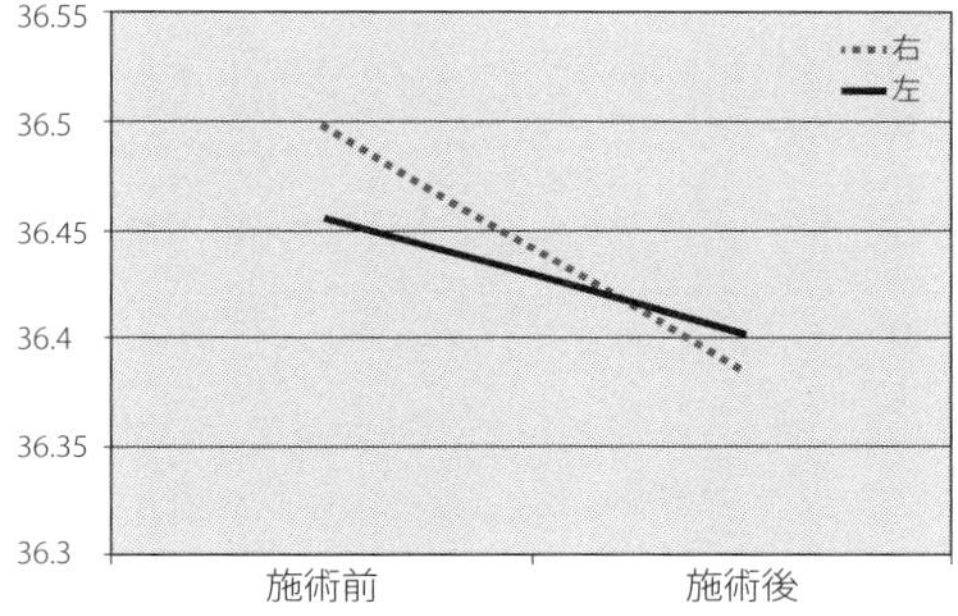

図９　マッサージで深部体温が低下する

深部体温の低下は、身体が休息状態に入り、熱を外に逃がすための反応です。ですから、身体が芯からリラックスして眠くなることを意味します。

次に左右の深部体温については、マッサージを受ける前は左右の体温の差が見られます。**体温の左右差というのは、心身の不調の表れ**です。たとえば、脳梗塞《のうこうそく》などがあると左右の血流の流れに差が出やすく、またうつ病の患者も体温の左右差が大きいことがわかっています。

しかし、**マッサージを受けたあとは、左右差がほぼなく**

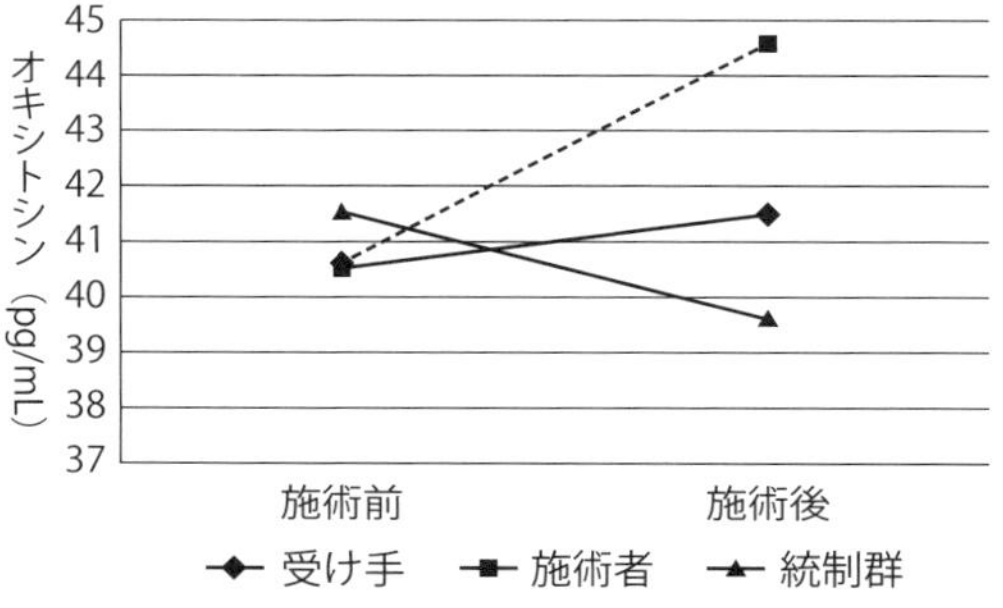

図10　マッサージによるオキシトシンの分泌

なったのです。一時的ではあるにしても、心身の不調を回復させる効果があることがわかります。

②オキシトシンの分泌

オキシトシンは「絆ホルモン」などと呼ばれている、近年とても注目されているホルモンです。オキシトシンは別名"cuddle hormone"（抱擁ホルモン）ともいわれて、ハグなどのスキンシップをすることでたくさん分泌されて、**愛情や信頼感を深めます。**

マッサージは触れるコミュニケーションですから、当然、オキシトシンの分泌は高まります。しかし興味深いことに、オキシトシンの分泌は「マッサージをする人」すなわち施術者のほうがより多く分泌されることもわかりました（図10）。

その理由ですが、マッサージをする人は、触れる相手のことを多少なりとも思いやりながら触れているからです。つまり、「このあたりが凝《こ》っているなあ」とか、「この痛みがなくなればいいいな」などと思いやりの気持ちを持ちながら触れることで、触れた人に大量にオキシシトシンが分泌されるようです。

それに対して触れられた人は、ただ受け身的に触れられているだけだったり、触れられることを苦手に思っている人もいるため、それほど増えなかったのだと思います。

ただ、アメリカのオキシトシン研究の第一人者、ポール・ザック博士の研究では、マッサージを受けた人にもきちんとオキシトシンは分泌されていたので、プロのマッサージ師が、触れる前にきちんとコミュニケーションをとって不安を取り除いてからマッサージを行えば、たくさん分泌されることがわかっているのです。

このようにマッサージは、触れる前のコミュニケーションが、触れたときの効果を大きく左右するのです。

③自律神経の変化

また私の研究室の谷地ちぐさの研究ですが、自律神経についても興味深い結果が出ています。

自律神経は交感神経と副交感神経から成り立っています。ストレスがあると交感神経が優位になり、リラックスすると副交感神経が優位になります。

特に副交感神経の機能ですが、最近、アメリカのスティーブン・ポージェス博士が提唱し

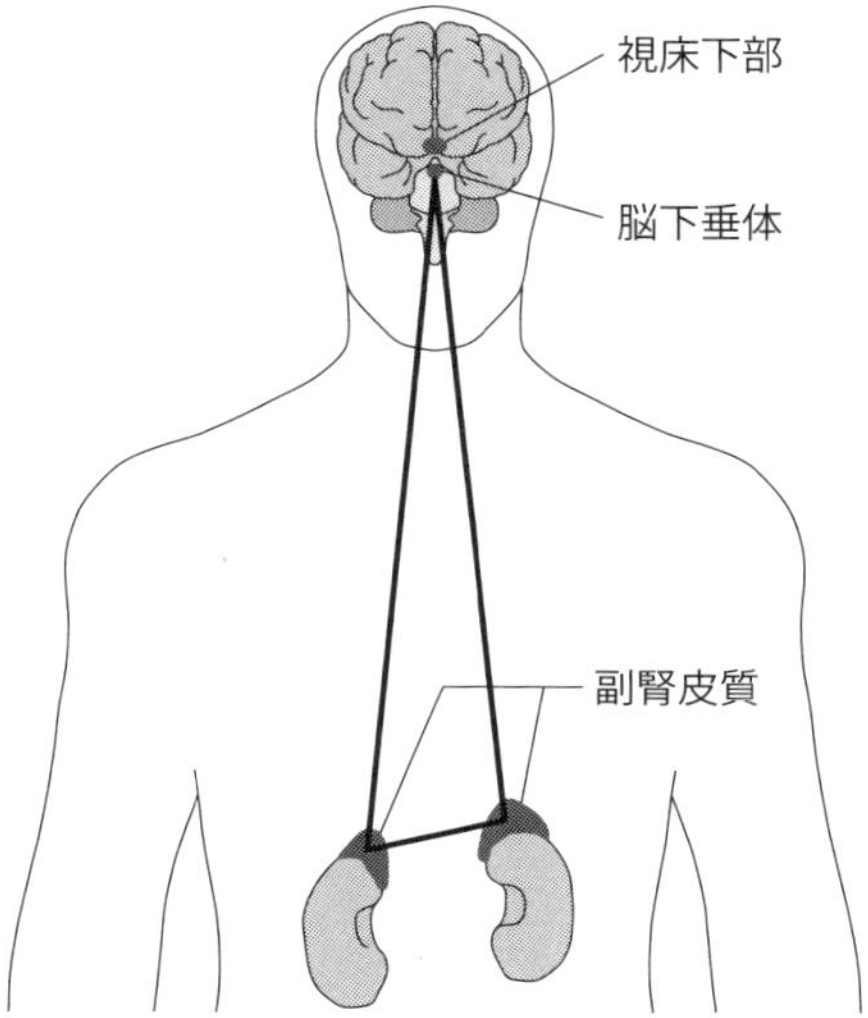

図 11　HPA 軸とそれらを結ぶ三角形
（── 太い実線を結ぶ三角形）

ているポリヴェーガル理論（多重迷走神経説）という考え方が注目を浴びています。これは副交感神経がさらに2つに分類できるとする考え方です。

すなわち、進化的に古い「背側迷走神経」と、新しい「腹側迷走神経」の2つです。前者は死んだふりのように、人が強いストレスを感じた際に、凍りついたように動けなくなってしまう反応です。

もう一つは、ストレスを受けても、まわりの人たちと協力して対処していこうという反応で、これが高いほど心身が健康であるともいえる指標です。この指標は、詳しくは190ページで紹介しますが、心拍変動といわれるものです。

オキシトシンもこの心拍変動と関わっています。さて、マッサージを受けるとこの腹側迷走神経の活動も高まることがわかりました。

特にＨＰＡ軸（頭と2つの副腎を結ぶ三角形）の内側（腰部）に手を置いて動かさずにそっと触れているだけで、この活動が高まるのです（図11）。

赤ちゃんを寝かしつけるときに、抱っこしながら腰のあたりをゆっくりとトントンすることがありますが、これも同じように眠気を誘い、リラックス効果が高いのだと思います。

④マッサージの快感

前述のように、ゆっくりと圧をかけるマッサージはとても気持ちがよいものです。

この気持ちよさが生まれるためには、施術する人とされる人の人間関係がとても重要です。嫌いな人に触れられると、気持ちよくは感じないでしょう。ですから人は職業として触れることが許されている人のところに、安心してマッサージを受けにいくのでしょう。

そのような職業の人から最近、本当によく聞くのですが、たとえば必死になって育児をしている母親にアロマテラピーやエステなどをすると、多くの母親が、泣きながら抱えていた心の澱《おり》を話しはじめることがあるそうです。

やさしく触れてもらうことで自分を受け入れてもらい、いままで張りつめていた気持ちが一気にゆるんでしまうようです。涙が出るのも、副交感神経が優位になっている証拠です。

皮膚に触れることで、オキシトシンが分泌され、心の隔《へだ》たりがとれて急速に信頼感や親密感が高まります。そうして、いままで抱えこんでいた人にいえなかった悩みを、なんでも話したくなるのでしょう。

また、皮膚感覚を刺激されることで、ボディイメージが賦活されます。こうして自分の存在を丸ごと抱きとめられ認めてもらったように感じるのでしょう。そして自分のやっていることや、思っていることに自信を回復させて、また頑張ろうという気力が湧きあがってくるのです。

心理カウンセリングを受けにいくのは、まだまだ敷居《しきい》が高く、日々のストレスや不満を相談にいくには気が引けることでしょう。そういう多くの現代人にとって、気軽に行けるエステやマッサージは、身も心もほぐしてくれる最大の癒《いや》しの場になっていくことでしょう。

このように触覚の快を追求しているうちに、ふだんから皮膚感覚に敏感になります。すると視覚や嗅覚などのその他の感覚も覚醒していくのがわかるでしょう。

１３３ページで述べた発達障害の子どもの場合も、触覚に過敏な子どもの多くは、ある音を聞くとパニックになるなど聴覚にも敏感なことがあります。そのような子どもに対して触覚に慣れさせる訓練をすると、自然に聴覚の過敏さもなくなっていきます。触覚は他の感覚を支えているからです。

こうして五感が覚醒すると、情動が豊かになり、それは思考にも彩《いろど》りを与えるという順序で全体が好ましい方向に向かっていくのです。

脳は皮膚の温かさと人の温かさを同じ部位で感じている

86ページで、人の健康にとって体温を上げることが大事だと述べました。では、本当に体温を上げることが大事なのでしょうか？

アメリカのイナガキ・トリステン（カリフォルニア大学の心理学者）たちは、被験者に手で温《あたた》かい物を持ってもらう場合（vs.中程度の温度の物を持ってもらう）、親しい人からの愛情を伝えられるメッセージを読む場合（vs.ニュートラルな内容のメッセージを読む場合）、やさしく触れられる場合（vs.ふつうに触れられる場合）の刺激を与え、それぞれの脳活動を比べてみました。

すると、手で温かいものを持ってもらうときと、親しい人から愛情を伝えられる場合は、どちらも脳の同じ部分（線条体《せんじょうたい》と島皮質《とうひしつ》＝脳の中で身体の温度を処理する領域）が反応することがわかりました。ふつうに触れられた場合もポジティブな反応だったのですが、これらとは異なる部位でした。

このことを考えてみると、体温を上げることとの健康に与える影響ですが、それには２つの方法があるとも考えられます。つまり第一は、直接的に身体を温める方法です。そのためには、たとえば外部から（皮膚から）温めるという方法です。あるいは温かい食べ物を食べて内側から温めるのもいいでしょう。

ただこれらを比べてみると、皮膚から温めるほうが、心も温かくなって人とつながりを持ちたくなることもわかっていますから、派生的な効果も期待できるでしょう。

そして第二は、人との温かい愛情あふれるつながりを持つことで体温を上げることも考えられます。

多くの研究で、ソーシャルサポートや温かい人間関係が多い人ほど健康であることもわかっています。人との温かい交流をすることで、線条体と島皮質が活性化し、それによって脳は体温が上がったものと考え、免疫反応や代謝を活性化させて健康になる、というルートも考えられるでしょう。

ここで大事なのは、**変化が重要**だということです。先に紹介した「皮膚を温める」実験でも、皮膚の温度が大事なのではなく、皮膚の温度の変化が大事だということもわかっています。ですから「冷え性で手が冷たい私は心が冷たいのかしら」というようなことはまったくありません。脳は手の温度変化を敏感に感じているのです。

そこで、手が冷たいと思ったら、手に携帯用カイロなどを少し持つだけでも十分に効果があります。

また温かい人間関係を増やさなくては、というように気負って考える必要もありません。一人でもいいので心を通わせることができる人を見つけるだけでも違ってきます。それはネット上の人間関係でもいいですし、ペットでもいいでしょう。

とにかく孤独でいるのが最も健康によくないというのは、前に述べた通りです。とりあえずは身近な小さなつながりから探してみましょう。

手洗いやうがいで心も浄化する

人は不道徳な行為をすると、身体の汚れを落としたい欲求をかきたてられます。日常用語でも、たとえば、「汚《きたな》い手を使う」「口汚い」というように、身体の特定の部分を用いた比喩《ひゆ》があります。もしこれが本当だとすると、私たちは他の身体の部分を清潔にするよりも、「汚い」身体の部分を清潔にしたくなるでしょう。

この仮説について検証したアメリカのミシガン大学の心理学者スパイク・リーは、次のような実験を行いました。まず被験者全員に、次の物語を読んでもらいました。

「あなたは法律事務所で同僚と能力を競いあっています。あなたは同僚が失くしてしまったとても大事な書類を発見したとします。あなたがもしその書類を同僚に返した場合、それは同僚の活動に大きく貢献しますが、逆にあなたの活動に傷をつけます」

ここで被験者を2つの条件に分け、同僚に「書類は見つからなかった（不道徳な行為）」、あるいは「書類が見つかった（道徳的行為）」のどちらかのメッセージを伝えてもらいました。そして実際にそれらのメッセージを、彼らの口（ボイスメールを使用）あるいは手（メールを使用）で伝えてもらう、というものです。

次に被験者の「口内洗浄剤」や「手の除菌ローション」を使いたいという欲求を測定しました。もし道徳的に純粋でありたいという欲求と身体的に清潔にしたい欲求が関係があるなら、そのとき実際に不道徳なメッセージを伝えた者は、道徳的なメッセージを伝えた者より、これらの洗浄用品が魅力的になるはずです。

結果はまさにその通りで、不道徳なメッセージを「口で」伝えた被験者は、口内洗浄剤への欲求が高まり、それを「手で」伝えた人は手の除菌ローションへの欲求が高まったのです。一方、道徳的なメッセージを伝えた被験者は、そのような傾向は見られませんでした。

人は自分が罪を犯した身体部位をきれいにしたいという潜在的な欲求を持つことがわかります。その後の研究で、これは特に道徳的な純粋さに限られた話ではなく、一般的に感じる嫌悪感《けんおかん》についても同じことがいえることもわかっています。ですから、仕事で失敗したり失恋したりして何か嫌悪感をもよおしたときには、それと関係のある身体部位を洗うようにするとよいともいえます。

たとえば「言わなくていいことを言ってしまった」と後悔したとしたら、口をゆすぐと効果的であり、メールでよけいなことを書いてしまったとしたら手を洗うといいわけです。そして、風呂で全身を洗うことは、全身につきまとう嫌悪感をすべて洗い流してくれてさっぱりするリフレッシュ効果も大きいでしょう。

皮膚が先か、意識が先か

皮膚は独自の電気活動を営《いとな》んでいます。最近、この電気活動が、勘《かん》や無意識の判断に影響を与えている可能性があることがわかってきました。

アントニオ・ダマシオらも、第1章でも述べたアイオワ・ギャンブリング・タスクというカードゲームを使って、意識と皮膚の反応ではどちらが先に起こるのか、実験で確かめました。

繰り返しますが、アイオワ・ギャンブリング・タスクは、被験者に4枚のカードを配ります。そのカードはお金が儲《もう》かるカードか、損するカードになっています。どれが儲かるカードか損するカードか、最初はわからないのですが、ゲームを続けていくうちに、それがわかっていくようになっていきます。

すると、被験者は意識的に理由を説明できるようになるよりも前から、ルールを学習するようになりました。しかも、ゲームをしている間の皮膚の電気伝導度を測定してみると、被験者が損をするカードを使おうと考えると、皮膚の電気伝導度が上がりはじめることから、皮膚からの刺激が危険な選択を回避させるために機能していたことがわかりました。

損するカードを選ぼうとしたときに皮膚で起こる動揺を感じた被験者は、その選択をやめ、無意識のうちに儲かるほうのカードを選ぶようになったのです。

このように、皮膚の反応が無意識の脳領域に伝わって、自分の選択の間違いを正してくれる可能性が指摘されています。

皮膚反応は本心を表す

このことを市場調査の実験を例にさらに見ていきましょう。市場調査の方法は、これまで主に訪問や電話、アンケート調査等の手段で行われてきましたが、それはインターネットを使った調査に変わりつつあります。さらに2005年頃からは、従来のように言葉による回答ではなく、人の生体反応を応用する取り組みが本格化してきました。

最前線でこれに取り組んでいるジーエフケー・カスタムリサーチ・ジャパンの小山昇治は、

従来の調査手法にはいい面もありますが、致命的なことがあるといいます。それは、言葉によって消費者の考えや意識をつかまなければならないことです。なぜ致命的なのかというと、人が言葉で発言したり、回答したりしたことというのは、その人の本心や実際の行動と必ずしも一致しないからです。

その理由は第一に、人間が社会的な動物であることです。特に、対面式の調査では、自分が本当に思っていることより、「他人が聞きたがっていること」や、「自分に好感を持ってもらえそうなこと」をどうしても言ってしまう傾向があるのです。そのため目の前にいる調査員に、あえて自分が嫌われるようなことを回答しなかったり、相手の期待に合うように本心を歪《ゆが》めて回答することがあるのです。

第二に、人間の意思《いし》決定は感情的に行われるからです。「はじめに」で紹介した裁判の判断の実験で述べたように、意思決定は論理的なものではないことが多いのです。

たとえば、３つの異なるジャムの味を比べて、いちばん好きなものを選ぶとします。仮に、どれか1つだけが特別好みの味で、その他の2つは明らかにまずいといったように、選んだ理由がはっきりしている場合は別ですが、現実にはそうでない場合がほとんどです。

多少の違いはあってもどれも似たような味であるようなとき、人は「こちらは新製品です」とか「これは新しい食感です」などと勧められたものを選んでしまうでしょう。そして選んだ理由として、相手の説明に口裏を合わせるようなことを言うでしょう。

現実の世の中での意思決定は、選択肢がはるかにたくさんあり、それぞれの選択肢には値段やカロリー、食べやすさ、空腹度などなどさまざまな要素が複雑に入り混じっています。その中から1つを選ぶ理由なんて、合理的に言語化できるものではないでしょう。

1990年代にアントニオ・ダマシオは、著書『生存する脳』(講談社)の中で、「我々は判断を下す時、すべて感情を通して行っている。感情抜きの判断・思考などというものは存在し得ない(ナンセンスだ)」ということを、脳損傷により感情をなくしてしまった患者を例に出して論証しています。それを裏づける有名な実験があります。

2004年に発表されたアメリカのベイラー医科大学のリード・モンタギューの実験です。ふだん好んでコカ・コーラを飲んでいる人に、ブランド名を伏せた場合と伏せない場合で、ペプシコーラとコカ・コーラを飲ませ、fMRI(磁気共鳴機能断層撮影)で脳の活動を計測しました。ブランド名を伏せなかった場合、理性的思考をつかさどる前頭葉が活発になったのはコカ・コーラを飲んだときでした。そして実際に被験者は、こちら(コカ・コーラ)を好むと答えました。

これは味について、脳の活動レベルでブランド名によって判断を下した回答だといえるでしょう。同じ実験をペプシコーラ好きの人にやったところ、ブランド名による前頭葉の活動の違いは見られなかったのです。

これは味に基づく本心の「理性的判断」よりも、ブランドの名前の好みによる「感情的判断」のほうが強いことを意味しています。

言葉による調査が、意識や行動と一致しない理由の第三は、人が言葉で表現できることには限界があるからです。アメリカのハーバード・ビジネススクールのジェラルド・ザルトマンは２００３年に、「人間のコミュニケーションの8割以上は言葉では行われない」「言葉で表現されるメッセージは、相手に伝わる情報の7パーセントにすぎない」ことを論証しました。

これは人が言葉で表現できるのは、伝えたいことのほんの1割もないということです。このように人の感覚や感情といったものは、心の大きな割合を占めているにもかかわらず、言語化されるのは氷山の一角にすぎないのです。

さらにザルトマンは、「人間の思考や判断のうち、意識してなされることは5～20パーセントしかない」ことも示しています。人の思考のじつに8割以上は、自分で認識することさえできない無意識の中で行われているのです。

小山の実験では、被験者にあるCMを見せて、そのときの脳波や顔面筋電図、皮膚電気反応などの生体反応を測定すると同時に、言葉でその「好意度」を聞いてみます。すると、脳波と顔面筋電図の反応は、言葉による「好意度」と関連性が強く見られました。それに対して、皮膚電気反応は実際の「購入意向」と関連性が強いことがわかったそうです。

これらの実験から、**言葉による回答は、言葉を生みだす脳の反応や、顔面の筋肉の反応と同じですが、皮膚の反応はその人の実際の行動に結びつく本心を表していたことがわかります。**ソマティック・マーカー仮説で説明するとしたら、CMを見たときの皮膚の反応が、本人も気づかないうちに嗜好や行動を決めているとも考えられるのではないでしょうか。

私は第1章で述べたように、身体が脳（心）に与えている影響は、意思決定に限らず、感情や気分、勘などほとんどの心の活動に当てはまると思っています。そしてその理由は、心で起きていることと身体の状態の不一致を解消し、心身を一致させるためなのです。

脳は外界で知覚したことから短絡的に意思決定したり、情動を起こすのではなく、いったん保留して、その変化を身体レベルに落として身体の反応を起こしてからそれを手がかりにして判断を下し、情動を生みだし、考えを深めるようになったのではないでしょうか。

鍼灸治療の治癒効果

さて、鍼灸《しんきゅう》や気功《きこう》といった東洋医学では、皮膚が内臓のさまざまな臓器や脳と密接につながっていることは、はるか数千年も前からわかっていました。そして最近では、その効果についても科学的に確かめられています。

私も鍼灸の効果は経験しました。鍼灸にはいろいろな考え方の流派がありますが、私が受けたのは古典的なもので、皮膚に鍼《はり》を刺すのではなく、軽く鍼で皮膚を擦るといった治療法でした。

当時の私は、夏の暑い時期で食欲もなくなり、その上、仕事は増えてストレスは最高潮に達していました。まず脈を手で丁寧《ていねい》にとってもらい、身体の状態を把握します。特に自分からはいわなかったのですが、胃腸の調子が悪いとか、ストレスで肩こりがひどいといった症状はぴたりと当てられてしまいました。そしていよいよ治療です。

鍼は少し怖いと思っていましたが、痛みはまったくありません。たまにチクッと軽い痛みを感じますが、それは不快なものではなく気にもならない程度です。次に背中にお灸をしてもらいます。これはじわじわと皮膚に温かさが染《し》みこむような感じで、とても気持ちよいものです。30分間、うとうとしているうちに終了しました。

するととても爽快な気持ちになり、身体も軽くなって疲労は回復し、その晩は食欲が出てきたのです。たったの30分で、これだけの効果があったのはたいへん驚きました。そしてその効果は1週間ほど続いたのです。

さて、このような効果はどのようなメカニズムで起こるのでしょうか。私は皮膚にある電気的な現象ではないかと思っています。

物理的な現象として、異なる電気的性質の物質が触れあうと電気的な現象が起こります。金属製の鍼が皮膚に触れることで、皮膚の電場に変化が起こります。そしてその変化が全身を覆《おお》っている皮膚全体に伝わります。

すると皮膚ではコルチゾールなどさまざまな情報伝達物質が合成され、それらが神経系や免疫系、内分泌系に作用することが考えられます。特に経穴《けいけつ》、いわゆるツボは皮膚の電気的変化がより大きい場所で、そのような効果が特別に強く表れるのではないでしょうか。

鍼灸の歴史については、新たな見解があります。現在、鍼灸は中国で生まれた伝統的な医学だと誰もが思っているでしょう。

以前、ＮＨＫスペシャルで「アイスマン」について放映していました（２０１３年３月24

日)。「アイスマン」は、1991年にイタリアとオーストリアの国境付近にあるアルプスの氷河から奇跡的な保存状態で発見されたミイラです。

5000年前の人体、着衣、道具類が氷漬けになって保存されていたため、文字のなかった当時の暮らしぶりや文化、風習などを知るきわめて重要な手がかりが詰まっていました。発見されてから20年間、厳重に冷凍保存されてきた「アイスマン」を解凍するという画期的な調査が2012年から始まりました。

脳や内臓、骨、血管、皮膚など149点ものサンプルを採取し、世界中の研究者による分析で、5000年前の謎が次々と明らかになってきました。その中で特筆すべきは、腹や腕の皮膚に3本の短い黒い線で描かれていた模様が複数見られたことです。

その一部を採って分析してみると、それはすで描かれていることがわかりました。さらに驚いたことに、それらの模様が描かれていた場所は、鍼灸のツボの位置とぴったり一致していたそうです。

「アイスマン」のレントゲン写真を撮ると腰椎《ようつい》に損傷が見られたため、腰痛を持っていたと考えられたそうですが、一方で「アイスマン」の皮膚に描かれた模様の位置は、腰痛のツボと一致していたといいます。5000年も前から、中国ではなくヨーロッパで鍼治療はすでに行われていたようなのです。鍼灸治療の奥深さに感嘆します。

皮膚に手で触れるというのも、電気的な現象です。一人ひとりが異なる皮膚の常在菌叢を持つために、もしかすると一人ひとりで異なる電位を持っているかもしれません。そして触れあうことで肌が「合う・合わない」を感じたり、脳に互いに影響を与えたりしている可能性も考えられます。

このような現象が明らかになったら、とても興味深いと思いませんか。

第４章　筋肉からの発信

筋肉の動きが感情をつくっている

現在の脳科学によって、私たちの心のメカニズムは次々とわかってきました。fMRIやCT（コンピュータ断層撮影）などのテクノロジーの進歩によって、脳の活動が手に取るように画像として見えてきたからです。

そこには心は脳で起きている現象だという大前提があると思います。私はそれを否定したり覆《くつがえ》したりするつもりはありません。しかし、心をいわゆる「中枢《ちゅうすう》」神経である脳の現象としてとらえる見方は、必ずしも正しいとは思いません。中枢以外の身体の末梢《まっしょう》部分も、中枢神経に匹敵《ひってき》するほど大事なものだと思うからです。

ここまで「第2の脳」である腸や皮膚といった末梢の臓器が脳に影響を与え、情動や勘《かん》などの心にも大きな影響を与えている現象を見てきました。身体の末梢部分は脳の支配を受けることもありますが、脳の支配を受けずに自律して活動し、逆に脳に影響を与えていることもまた事実なのです。

その点で、これから見ていく筋肉の活動は、私たちの意思《いし》でコントロールすることができる余地が大きいため、自分の心や行動を変えていこうという場合は、より重視すべき末梢の器官だと考えられます。筋肉と心は不即不離の関係にあるといえるでしょう。

私はむしろ筋肉の動きが感情をつくっていると考えています。原始時代に闘ったり、逃げたり、仲間とくつろいだりするときの筋肉の緊張やゆるみが、私たちの情動の起源だと思うのです。

情動は英語で“emotion”といいますが、この中の“motion”が動きを示していることからもわかります。思考も情動も動きであるとすれば、心は動きと同等であることがわかります。たとえば、怒りを全身で表現してみてください。

手をきつく握りしめ、腕や肩に力を入れ、肩をいからせるでしょう。身体の上半身に力を入れ、パワーを集中させて闘おうとしているのです。同じように恐れや悲しみの表現は胸や腹を固く守ろうとした姿勢に由来しています。内臓は弱く大事な器官であるため、腕や筋肉で守る必要があるのです。

人間は脳を発達させたために、目の前の刺激がなくなっても思考やイメージでいつまでも当初の感情を持続させてしまうようになりました。すると筋肉で固めた身体は血流が滞《とどこお》り、栄養素が行き渡らなくなり、障害や病気のもとになるのです。

そのような筋肉の緊張状態でいると、本来は意味のない刺激に出合っても、筋肉の緊張パターンに応じた情動が誘発されやすくなってしまいます。そして、そのような情動はやがて日常の情動の基底部分である気分を醸成するようになり、ずっと続くことになるのです。

なぜこのようなことが起きるのでしょうか。

筋肉は神経を通じて脊髄《せきずい》と連絡しており、筋肉から脊髄に送られた信号は、常に脳幹《のうかん》に入っています。したがって、筋肉に不必要な緊張があれば、当然その信号が脳幹に送られ、脳幹は興奮します。そして、その興奮が感情の脳である大脳辺縁系《だいのうへんえんけい》に伝達され、イライラしはじめます。

さらに、その感情の波は、その上の知性の座である大脳新皮質《しんひしつ》に影響を及ぼして、適切な思考ができなくなってくるのです。したがって、**脳と心をポジティブなリラックス状態にするためには、筋肉の緊張パターンをリセットして緊張を解消することが必要**なのです。

日本では昔から「身体を整えることにより、心を整える」思想がありますが、それは正しい方法といえるでしょう。

坐禅や瞑想《めいそう》のような宗教的なものから華道や能などの芸術や武道などのスポーツまで、「型」から入るのです。

このように考えると、現在、脳トレなど脳を鍛《きた》えることが流行《はや》っていますが、身体の状態や動きを無視していたら、その効果はまず期待できないでしょう。

脳が発達したのは身体を動かすため

そもそも動物の脳は、どのようにしてここまで発達してきたのでしょうか。

まず脳が発達して、環境の変化に適応できるように進化したわけではありません。むしろ逆で、環境の変化に適応できるように行動を変えていったことで姿態が変わっていき、それが進化を引き起こしたと考えるべきでしょう。

だから脳ができた最も重要な理由というのは、「動く」ことなのです。

そのことを77ページでも触れた脊索《せきさく》動物の「ホヤ」の行動から考えてみましょう。ホヤの一生は、卵からかえるとオタマジャクシのような姿になり、水中を泳ぎはじめます。このときのホヤの姿は、泳ぐために必要な眼（眼点）と、尾に接続している脊索を備えています。そして水の中を泳ぐための原始的な脳を備えています。

しかし、ここからホヤの驚くべき行動が始まります。ホヤは変態する動物です。ですから幼生はこのようにオタマジャクシのように泳いで暮らしていますが、一度適当な場所を見つけると、そこに固着し二度と移動することはなくなります。それと同時に固着するとすぐに、脳が体に吸収されてしまうのです。いってみれば、自分の脳を食べてしまうのです。

それは、この先の生涯の間、移動をコントロールする脳と脊髄が必要ないものになってしまうからなのです。ホヤにとって最も栄養を消費する器官である脳は必要なくなるからなのです。

そのように考えると、人間の脳がなぜこれほど発達したのか、わかってきます。

それは環境に適応するために、動くためだと考えられます。知能が高くなったのは脳が発達したお陰ですが、**脳が発達したそもそもの理由は、運動のため**だと思います。

第1章で、人間の身体は走るために進化したのだという説を紹介しました。獲物を効果的に狩るためには、考えることが必要です。単に獲物の後を追いかけるだけでは、なかなか捕まらないでしょう。集団で役割を決めて先回りする役や追いこむ役などを決める必要があるでしょう。

獲物を狩るための弓矢などの道具も開発しないといけません。そしてなにより、獲物を仕留めた場所から、家族が待つ場所に正確に帰らなければいけません。何時間も、あるいは何日も獲物を追い続けた場所は、おそらく住居を構えている場所から数十キロも離れていたことでしょう。

住居のある方角やランドマークとなるものを記憶・判断する知的な能力が必要とされたのは言うまでもありません。こうして走ることに付随して、脳が発達することになり、知的な能力も獲得したといえるでしょう。

しかしそうはいっても、人間の身体能力は、他の動物に比べたら劣っているものばかりです。１００メートル走では、イヌやウマに勝てません。夜の景色を見るのも、イヌやコウモリにはかないません。泳ぎはイルカやアザラシに負けています。飛ぶことでは鳥にかないません。

こうしてみると、人間の運動能力や感覚の能力といったものは、動物に比べて劣っているといわざるを得ないでしょう。

では、人間にしかない運動能力とは何でしょうか。

それは**新しい運動を獲得する能力**だと思います。いままでやったことのない動きや運動をする技能を獲得する能力です。たとえばテレビなどで、「スキーをするサル」や「サーフィンをするイヌ」を見たことがあるでしょうか。

残念ながらサルがスキーをするといっても、ただ一直線に上から滑《すべ》り降りる板の上に落ちないように乗って、せいぜいバランスをとるのに精一杯、といった印象を受けます。サーフィンをするイヌにしても然《しか》りです。

サーカスで三輪車を漕《こ》ぐイヌ、アシカやイルカのショーなども、どこの水族館でもほぼワンパターンの行動しかすることができません。

人間と最も近縁のチンパンジーでさえ、人間のようにテニスを楽しんだり、水中を泳いだり、スケートでトリプルループを決めることなどできないでしょう。

しかし当然のことですが、それらの動きは生まれつき誰にでもできるわけではありません。何度も何度も繰り返し反復練習をしていくうちに、「身につき」自分のものになるのです。そうすると、もういちいち「次はどこをどんなふうに動かすのか」などと考えながら行動しなくても、いわば自動的に行動することができるようになります。

そして一度身についた動きというのは、その後何年もそれをやらなくても忘れてしまうことはありません。ですから一度、自転車の乗り方をマスターすれば、その後何年も自転車に乗らなくてもすぐに乗れるようになりますし、小さい頃にスキーを滑れるようになれば、その後、大人になるまで滑らなかったとしても、またすぐに滑れるようになるのです。

人間は「動きながら考える」

こうして、身体の動きを高度に制御《せいぎょ》できるようになったことで、高度な思考ができるようになったのだと思います。人間の脳を観察してみると、行動を起こすときには、必ず思考などをつかさどる部位も活動しています。環境を捉えながらどのように手や脚を動かせばよいだろうか、などについて無意識のうちに必ず考えているのです。ですから「動くこと」＝「考えること」だといえるでしょう。

逆に、じっと何かを考えている人でも、必ずなんらかの身体的な行動をしているのがわかります。上を向いたり、顔を撫《な》でたり、手や指を動かしたり、上のほうを見たりします。そしてそのような行動は、筋肉の動きだけでなく、内分泌系のはたらきも変えています。ですから考えているだけでドキドキ、わくわくしてきたり、顔が紅潮したりするわけです。

微細に見ていくと、身体の中で動きがあるのは、筋肉だけではなく、心臓や血管、胃や腸などの内臓も動いていています。さらにいえば、皮膚も身体の動きに連動して動いていますし、立毛筋《りつもうきん》（鳥肌をつくる筋）や汗腺《かんせん》なども自律的な動きといえるでしょう。

ですから人間は「考えることで動きが出てくる」のではなく、**「動くことで考えることができる」**、あるいは**「動きながら考える」**のだと思います。

本章では、身体のさまざまな筋肉に焦点《しょうてん》をあてて、それらと心の関係について見ていきます。まずは、最もわかりやすい顔の筋肉の動きである表情について見ていきましょう。

表情が情動をつくる

表情の筋肉というのは、どこから進化したか知っていますか？　解剖学では、顔は呼吸をつかさどる鰓腸《さいちょう》（エラ呼吸器）の筋肉から進化したといわれています。

ドイツのマックス・プランク研究所の脳科学者アンドレア・ヘネンロッターのグループは、

被験者にコンピュータ画面上の人物の表情の真似《まね》をしてもらい、そのときの脳の活動を測定しました。

被験者を2つのグループに分け、一つは美容で使われるボツリヌス菌を眉間《みけん》に注射して、眉間を動かなくするグループ、もう一方はふつうの状態で真似をするグループに分けます。

するとボツリヌス菌グループは、眉間の動きがとれず、脳の扁桃体《へんとうたい》と、そこから脳幹へつながる部分のはたらきが弱まることがわかりました。このことから、表情をつくることによって、脳の感情をつかさどる部分の活動が増大することがわかります。

また、他者の表情を読み取る際にも、ボツリヌス菌の注射をすると、正確度が低下してしまうこともわかっています。

アメリカの脳科学者キム・ジャスティンたちのグループは、実験参加者の眉間にボツリヌス菌を注射して、他者のいろいろな表情の写真を見せたときの、扁桃体の活動を測定しました。するとボツリヌス菌を注射すると、扁桃体の活動が大幅に低下することがわかったのです。

また、パーキンソン病の患者は、脳の神経の障害があるために、自分の感情を表出することに障害があるといいます。それだけではなく、他者の表情の読み取りにも困難があることがわかっています。

このように、自分の感情の表出が少ない人というのは、他者の表情の理解にも困難を示すようになることがわかっています。

他者の表情を読み取る際に、自分の筋肉が正確に動いている必要があることもわかります。それは脳のミラーニューロン（他者の動作を見て自身も同じ動作をしているかのように反応する神経細胞）のはたらきによって、相手の表情を見るとそれと同じ表情を自分の顔にも創《つく》りだすからです。

このとき必ずしも自分にも表情が出ている必要はありません。皮膚表面に表れない微細な筋肉は変化しているからです。

卒業写真の笑顔診断

アメリカのカリフォルニア大学の心理学者リー・アン・ハーカーたちが２００１年に発表した研究はとてもユニークです。まず、１９６０年と１９６３年にミルズカレッジ（女子短大）の卒業生たちの卒業写真を分析して、それぞれの女性の顔写真にどのくらい強く笑顔が表れているか調べます。そして各々の人の卒業後の人生を追跡調査していったのです。

調査は彼女らが21歳、27歳、43歳、52歳の時点の計4回にわたって行いました。その結果、卒業写真の笑顔が強かった人ほど、将来のポジティブな情緒性がより高く、ネガティブな情緒性は低く、社会的な能力が高いことがわかりました。

さらにそのような女性のほとんどは27歳までに結婚しており、結婚後も結婚生活の満足度が高く、全般的な幸福度も高いことがわかったのです。

同様の方法で行われた、アメリカのデポー大学のマシュー・ハーテンスタインが２００９年に発表した研究によると、離婚した女性は離婚していない女性よりも、卒業写真であまり笑顔で写っていないこともわかりました。

しかもそのような傾向は卒業写真の表情に限ったことではないそうです。ハーテンスタインは、ランダムに募集した55歳以上の住民を対象に、「5歳から22歳までの自分が写っている写真を8枚まで持ってきてください」という依頼をしました。

それぞれの人が持ってきた写真は、たとえば学校の友だちとの写真や、結婚式の写真、家族との写真などさまざまでした。そして、そこに写っている顔の表情について分析しました。すると、離婚を経験していた人ほど、子どもの頃の写真があまり笑顔で写っていないことがわかりました。

子どもの頃の笑顔と、将来の離婚やポジティブな情緒性との関係はどのように考えたらよいでしょうか。まず第一に、笑顔でいる人はふだんからポジティブな情緒性が高いために、人とのオープンで親密な関係を築きやすいことがあげられます。

第二に、ポジティブな情緒性はある程度遺伝的に決まります。そしてそのような遺伝子を持つ人は、その遺伝子を開花させるような環境を好み、それはそのような相手を選ぶことにつながるという考え方もあります。

現在では、「笑い療法」や「笑いヨガ」は世間でもかなり知られるようになっており、笑顔をつくることは、それだけで免疫力を高めることもわかってきました。

笑顔はポジティブな情緒性のある心をつくり、それは円満な結婚生活や人間関係にも波及していきます。

このように笑顔は、とても重要な役割を担《にな》っていることがわかります。

スマホ姿勢がもたらすこと

最近は、スマホを持つ人がほとんどです。人の頭の重さは、だいたい５キロ程度ですが、スマホをやっているときの姿勢は、首を下に向けるので頭の重さが首にのしかかり、頸椎《けいつい》にかかる負担は25キロにもなるのです。

それは肩こりや頭痛の素因となるストレートネックを引き起こします（図12）。

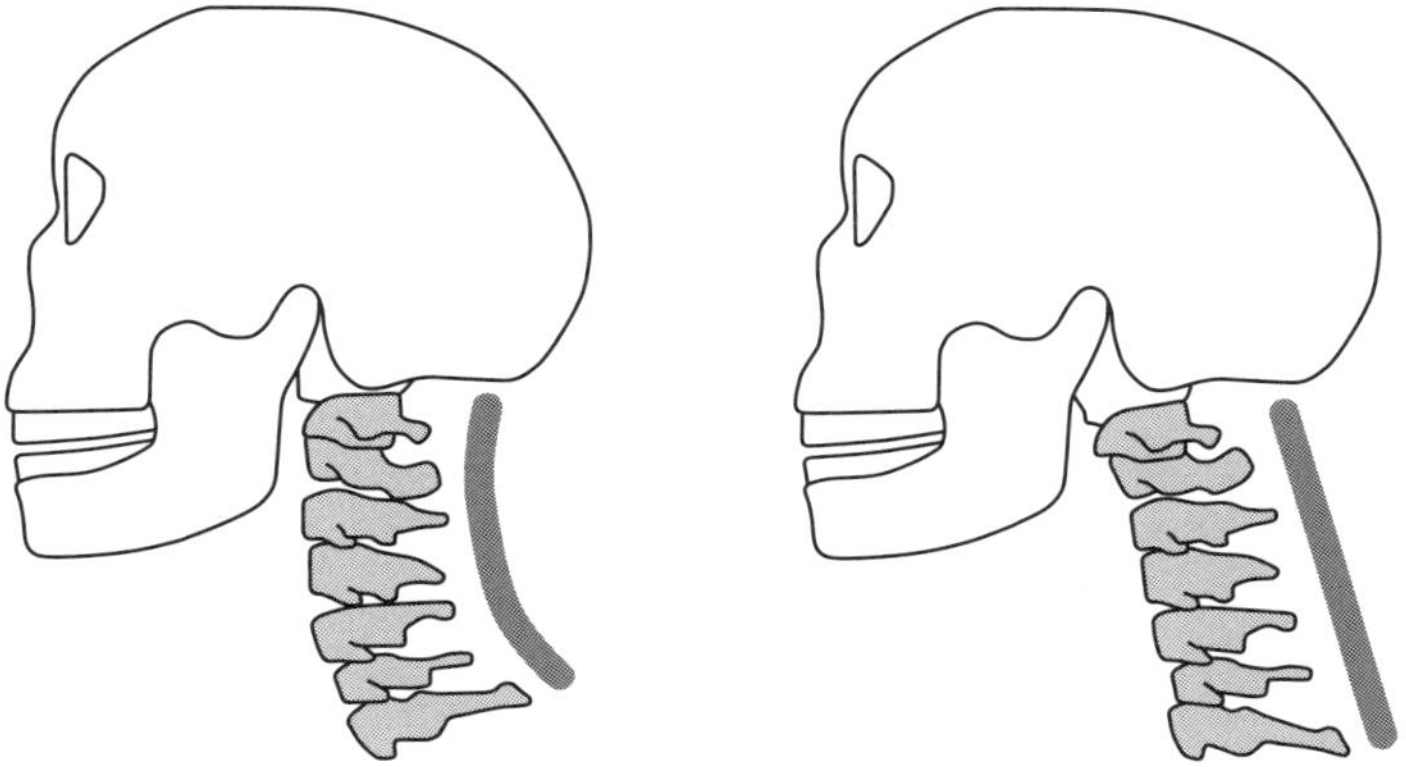

図 12　頸椎の健康な湾曲（左）とストレートネック（右）

それだけではありません。心にも大きな影響があるのです。

よく、「うなだれる」といいますね。人は元気がなかったり落ちこんだりすると、自然に頭を下に「うなだれる」のです。すると、別にうなだれているのではなくても、**うつむき加減の姿勢をとっていると、本当に元気がなくなって落ちこんでくるので**す。

オランダのアムステルダム大学のウステルウィク・スーザンたちは、参加者に「プライド」あるいは「落胆」を喚起《かんき》させる言葉を紙にたくさん書いてもらう実験を行いました。すると前者は「よい姿勢で」、後者は「悪い姿勢」で書くことがわかりました。つまり**人は自分の感情と一致した姿勢をとる**ということです。

落胆して元気がないときは、身を小さく丸めているほうがまわりの敵にも見つかりにくいし、余計な筋肉を使わなくてもすむでしょう。そのように考えると、人間が自然にとっている姿勢には、生物として適応的な意味があるとも考えることができます。

しかし、いつもそのようにしていればよいわけではありません。ストレスを受けて落ちこんでいたとしても、すぐに次の仕事にとりかからなければならないでしょう。そのような場合は、姿勢を変えることで心を調節することができます。

ニュージーランドのオークランド大学のスウェサ・ネアーたちのグループは、実験参加者を２つのグループに分け、ストレスを与えました。２つのグループというのは、ストレスを受けても背筋と頭をまっすぐに立てているグループ、もう一つはストレスを受けたときに猫背で頭を下に向けるグループです。それぞれのグループで、ストレスを受けた後の心身の反応を測ってみました。

すると前者は後者よりも自尊感情が高く保たれており、ポジティブな感情を感じて、心拍が上がっていました。この姿勢は「逃げるか闘うか」といったように、一般的にストレスに対処するための姿勢であり、その姿勢をつくっていた結果として自尊感情が高く、ポジティブな感情を感じていたのでしょう。

逆にストレスを感じたときに後者の姿勢をとっていると、受け身的でダルいといったネガティブな感情が生まれてくるというのです。

ですから、スマホをじっと動かずにやり続けていると、悪い影響は身体面ばかりではなく心理面にも出てくるといえるでしょう。

実際、スマホの使用時間が長い人ほど精神的に不健康だというデータもあります。その理由は、単に現実との接触が短くなっているからというわけではなく、姿勢によってもたらされる影響も無視できないほど大きいのです。

筋肉というのは、脳からの指令に従って動いているだけではなく、きちんとした感覚器官でもあるのです。**筋肉や筋膜で知覚した感覚（緊張していたり弛緩《しかん》している感覚）が脳に届いて、脳に影響を与え、それは心にも大きな影響を与えているのです。**

姿勢をつくっている筋肉は1つではありません。腹筋群や背筋群などのパターンによって、一つの姿勢をつくりだしています。そして、そのパターンは脳に影響を与えることになります。ですから1つの筋肉だけを動かしたりゆるめたりするよりも、より複雑な心の部分に影響を与えることになるのです。

1つの筋肉だけを動かす場合、心の中でも基底部というような「緊張―弛緩」といった部分に影響を与えることになりますが、複雑な筋肉のパターンとして緊張する場合には、心の中でも「プライド」や「自信」あるいは「落ちこみ」などといった社会的な感情に影響を与えることになるわけです。

人はいつもよい姿勢でいたいものですが、実際にはそのようにはできません。その場合、よい姿勢のパターンを身体の感覚で覚えることが大事なことだと思います。そして、前述のように、たとえばスマホを長時間やっていたり、落ちこんでうなだれていたりするときに、自分の姿勢に気がつくようにすることが大切なのです。

自分で気がつくことができれば、自分で修正することができるからです。逆にいえば、気がつくことができなければ修正することもできません。

よい姿勢のパターンを意識できるためには、自分の身体の感覚に耳を澄ませることです。

抗重力筋のはたらき

次に、姿勢をよくする方法について見ていきます。

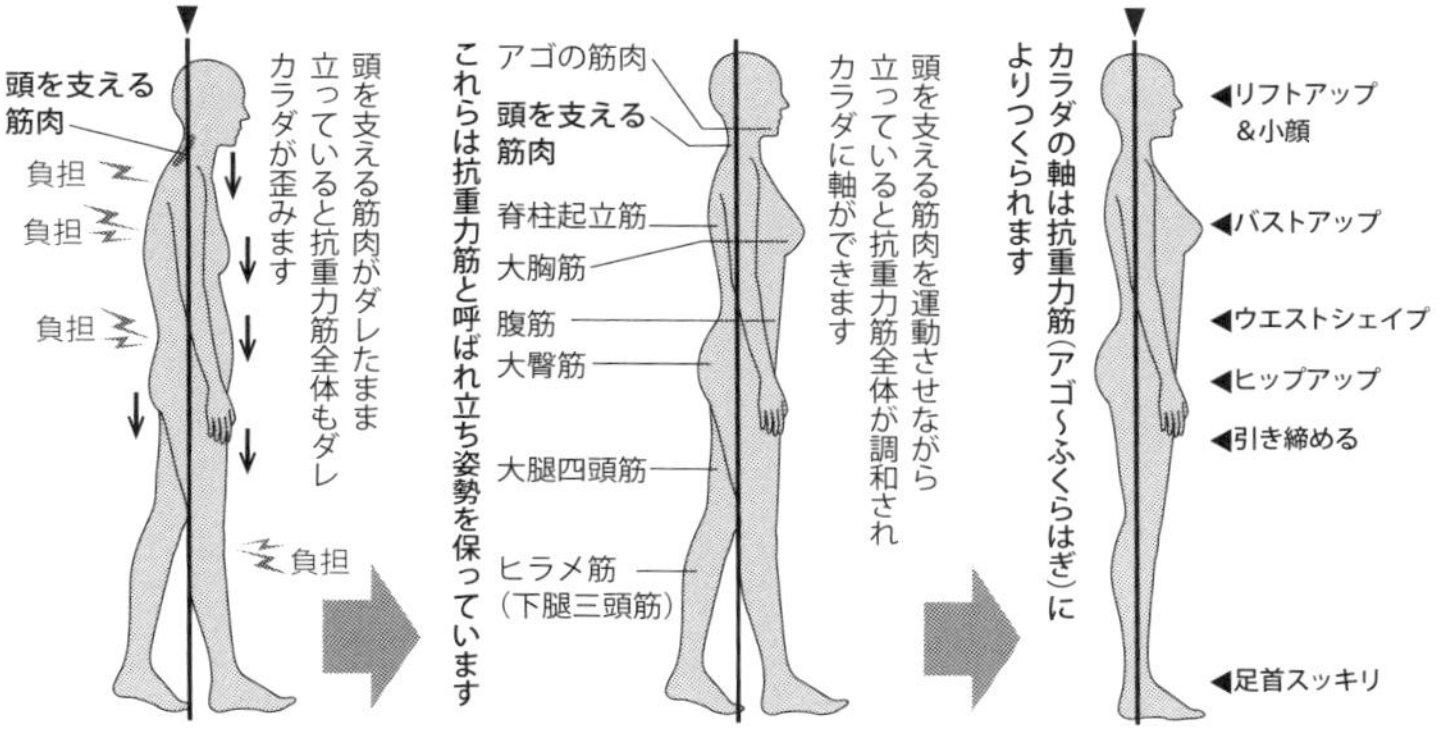

図 13　抗重力筋のはたらき

左図：抗重力筋がゆるんでいる状態、中図：抗重力筋がはたらいている状態、
右図：抗重力筋がはたらいた効果
［ドクターマウス公式サイト「ドクターマウスは構造医学」より改変］

抗重力筋（図13）は重力に抗してはたらいています。人類の祖先が森林からサバンナの草地に出て二足歩行をするようになった進化の過程を考えてみると、最も支障になったのは重力です。二足歩行をするためには、重力に抗《あらが》って「立つ」姿勢を維持するための抗重力筋がしっかりしなければならなかったのです。

抗重力筋は、背筋をまっすぐに立てておくための首筋、背骨の周囲、下肢《かし》の筋肉と、目を開けておくためのまぶた、表情をつくるための顔面の筋肉等です。

また、**口が開いたままにならないように閉じておくのも抗重力筋のはたらきです。**よく電車の中で爆睡している人を見ますが、ほとんどの人は口をぽかんと開けているでしょう。

抗重力筋がはたらかなくなると、姿勢を維持することができなくなり、口が開いてしまうことがわかります。顔の表情にも抗重力筋がはたらいており、笑ったときに口角《こうかく》を上げたり、頬《ほお》を上げたりします。

眠っているときは、これらの筋肉は休んでいますが、起きているときには、これらの筋肉は常にはたらいています。

抗重力筋のはたらきは、セロトニンと深い関係があります。セロトニンはうつ病と関係がある神経伝達物質で、それが不足するとうつ病や不安の原因になります。セロトニンは、先にあげた抗重力筋に対し、運動神経のレベルを上げるはたらきをしています。ですから、セロトニンが活性化されているときには、背筋がピンとしていて、顔にもハリがあるのです。

このように、セロトニンは抗重力筋にはたらきかけ、強化するはたらきをしています。一方でそれとは逆に、抗重力筋を刺激することでセロトニンが分泌される可能性があることもわかっています。

マウスを用いた動物実験では、抗重力筋に関わる脳の部位を電気刺激すると、脳内のセロトニン神経が発火しました。ですから、姿勢を正すことで脳内のセロトニンの発火が促され、抑うつ気分が低下して心の安定をはかることができるわけです。

ずっとよい気分でいるために

以上、笑顔と姿勢を例に見てきました。

それでは、それらを反復して訓練するとどのような効果があるのでしょうか。この点を研究したアメリカのクラーク大学のジェームズ・レアードたちは、被験者に「喜び」「悲しみ」「怒り」の情動について、「その場で他人がその感情を感じているとわかるように、思い切り顔と身体を使ってそれを表現してください」といって4分間、それぞれの感情を表す顔と姿勢をしてもらいました。

その後、2分間の休憩をはさんで、また4分間同じことを繰り返してもらいます。さらに、これを4回繰り返します。その後、被験者の気分を評価し、過去の記憶について思い出してもらいます。

するとたとえば「喜び」を演じた人は、実際に嬉《うれ》しい気持ちが高まっており、さらに嬉しかった過去の記憶を思い出したのです。

「悲しみ」と「怒り」もそれぞれの演技と同じ気分と記憶が心の中に湧《わ》いてきたのです。そしてそのような気分は、演技したあと数分間続くこともわかりました。

このことから、常に笑顔でいること、しかも嬉しいときのジェスチャーや姿勢でいることで、ずっとよい気分でいられることがわかります。

日本人はアメリカ人と比べて、ジェスチャーが少ないことはよく知られています。そこで日本人はもっと全身でジェスチャーを使い、表情豊かに話すことで、相手によく伝わるだけでなく、自分自身も快適な気持ちになってくるといえるでしょう。

右手と「やる気」の関係

人間の身体はほぼ左右対称にできています。しかし、身体の情報が脳に入っていくとき、身体の左右の情報は、反対側の脳半球に入っていきます。つまり、身体の右半分の情報は左脳に入って処理されるわけです。逆も然《しか》りで、身体の左半分の情報は右脳に入ります。

一方、脳の前頭皮質の左右差を調べた研究では、左脳はやる気のように行動を生みだすときに活動するのに対して、右脳のこの部位は不安や恐怖、悲しみのように行動を抑えるときに活動することがわかっています。

このことから、**右手を刺激すると左脳の前頭皮質が刺激されて、やる気が出る可能性が考えられます。**

アメリカのテキサスA&M大学のエディ・ハルモン‐ジョーンズたちの研究では、右利きの参加者に右手、あるいは左手でボールを3分ほど握ってもらいます。その後、その人たちの脳の活動と気分を測定します。すると、右手でボールを握った人のほうが、左脳の前頭皮質の活動が高まって、やる気が高まり、ポジティブな感情が生まれたことがわかりました。

このように左右の前頭皮質の活動が非対称的であることが大事なのです。ですから両手でボールを握った場合は、前頭皮質の活動が左右対称になるので、そのような効果は認められませんでした。


そこでこの事実を応用すれば、仕事のやる気が出ないとか、元気が出ないなどの抑うつ的な気持ちのときには、右手でボールを握ったり、右手の開閉をしてみるなどの運動をすると、即効的な効果があるといえるでしょう。

やる気が出ないとか、元気が出ないといったとき、外に出てエクササイズを行うとか、マッサージを受けに行くというのは、心理的に負担を感じるかもしれません。そのようなときでも、手に力を入れてみることは簡単にできるでしょう。それだけでも気分を改善する効果があるのです。

人間にとって、脳などの中枢はもちろん大切ですが、手や皮膚といった末梢の器官も同じように大切であり、末梢から中枢に影響を与えることができることがおわかりいただけると思います。

皮膚のたるみを解消する運動

次にこれまで述べてきた皮膚や腸内細菌と筋肉というように、末梢の器官同士の関係について見ていきましょう。

脂肪は、筋肉の筋線維が細くなってできた隙間を埋めてしまうといいます。運動して筋肉量を増やすと脂肪が入る隙間がなくなってくるのです。

すでにたるんでしまった部分の張りを取り戻すためには、その部分の筋肉を使うことです。たとえば顔の筋肉を効果的に鍛えるためには後述する「あいうべ体操」（２０７ページ参照）がおすすめです。ふだんあまり使わない表情筋を鍛えて太くするのです。

加齢とともに顔がたるんでいくとほうれい線が深くなっていきます。これは口角を引き上げて、口を外側に引っぱっている大頬骨筋《だいきょうこつきん》が衰《おとろ》えてきた証拠です。大頬骨筋は、口まわりの口輪筋《こうりんきん》ともつながっているので、口元の筋力低下もほうれい線を深くすることになります。ですから大頬骨筋を鍛えて太くすると、ほうれい線も目立たなくなってきます。

同じように加齢によって目の下の皮膚がたるんでくるのも特徴です。これは目のまわりの眼輪筋が痩《や》せてきた結果でもあります。

これらの筋肉を鍛えるためには、「あいうべ体操」がいいでしょう。この体操をするときに、口のまわりだけではなく、目のまわりも意識して行うと効果があります。

そしてそれだけではなく、これらの筋肉は前述の抗重力筋でもあります。それをしっかりと鍛えることでセロトニンも増え、気分も晴れやかに幸福感を感じられます。

全身運動は腸内細菌を豊かにする

第2章で、腸内細菌が心の発生や健康にも大事な役割を果たしているということを紹介しました。実はこの章で紹介してきた筋肉も腸内細菌と密接なつながりがあったのです。

マウスを使った実験では、毎日運動をさせたマウスの腸内では、運動をしなかったマウスに比べ、良好な腸内細菌叢《そう》が形成されていて、特に善玉菌であるプロバイオティクスの状態がよいことがわかりました。

さらに、運動を始める時期が早いほど、腸内環境が改善する効果が大きいこともわかりました。

アイルランド国立大学の研究では、40人のプロラグビー選手から採取した糞便と血液サンプルを、一般男性のものと比較しました。対照群となった46人の男性は、スポーツ選手ではありませんが、ラグビー選手の身体サイズと年齢が似ている人たちです。

参加者は食事に関するアンケートに答え、実験の4週間前に187種類の食品を食べた頻《ひん》度《ど》・量、通常の身体活動レベルを報告しました。

その結果、運動量の多いラグビー選手は対照群の男性よりも、ある腸内細菌が多かったそうです。その腸内細菌であるアッケルマンシア属には肥満や2型糖尿病を改善する作用があるとされていますが、ラグビー選手ではこの腸内細菌が多かったそうです。

腸内の細菌をよいものにするためには、食べ物に注意することはもちろんですが、運動も欠かせない要素だったのです。

しかし運動習慣をつけるのは容易なことではありませんね。次に運動習慣をつけるために大事な意志力を強くする方法について考えてみましょう。

意志力は心の筋肉

現代は身のまわりに情報があふれ返り、知識としては知っていても、それが実行に移せないとか、長く続かないといった葛藤《かっとう》に悩まされる人は非常に多いのではないでしょうか。

私もそうですが、「運動が健康によい」というのは誰でも知っていますが、実際に運動習慣を持っているという人は、それよりはるかに少ないでしょう。食事を腹八分目までにするとか、ダイエットを続けるとか、タバコの本数を減らすなど、知識としてよいことだと知っていることと、それを実行し続けることの間には、大きな隔《へだ》たりがあります。ですから、単に知識を伝えるだけではほとんど効果がないともいえます。

どのようにすれば、具体的な行動を変えることができるのでしょうか。その前提として、頭の中に得た知識を実行し、それを続けるための意志力を鍛えることがとても大切だといえるでしょう。

ここでは、意志力を鍛える方法について紹介しましょう。意志力というと、ほとんどの人は、心の問題であって身体とは関係ないと思うのではないでしょうか。ところが最近の研究では、意志力というのは身体と密接な関係があり、筋肉と同じような性質があることなどもわかってきました。

特に、誰でも簡単にできる方法をいくつか紹介しましょう。

意志力を鍛える方法①血糖値を上げる

アメリカのフロリダ州立大学のマシュー・ガイロットたちは、面倒な知的作業をしているときの脳のグルコース濃度を調べました。するとその人は肉体的な作業をしているときと同じように、脳のグルコース濃度は徐々に減っていき、その結果、意志力が弱くなることがわかりました。

その理由は、脳の燃料が低下したときには、人間の進化の過程で最後に発達した部分である、自制のような能力が真っ先に制限されるからではないか、と考えられています。野生の動物は、自制のようなことをしていては、生きのびることはできないでしょう。われ先に獲物を食べなければ、餓死《がし》してしまうからです。

それでは、意志力を回復させるためにはどうしたらよいのでしょうか。それは、血糖値を上げるだけでよいのです。

アメリカのサウスダコタ州立大学のシャオ・タン・ワンたちは、65名の被験者を募《つの》り、意志力の実験に参加してもらいました。その報酬として、「翌日に１２０ドルもらう」か、あるいは「１ヵ月後に４５０ドルもらう」かどちらかを選んでもらいます。

意志力の強い人は、「目の前の小さな報酬」よりも「遠くにある多くの報酬」のほうを選ぶわけです。

その選択をしてもらう際に、被験者の血糖値を測定します。そして報酬について最初に決定した後、被験者には通常のソーダ（砂糖入りで血糖値を上げるもの）あるいは、カロリーゼロのソーダを飲んでもらいました。その後、再度被験者の血糖値を測定し2回目の選択をしてもらいます。

すると、ふつうのソーダを飲んだ人は血糖値が急上昇し、さらに意志力を必要とする報酬を選ぶ傾向が高まりました。それに対して、カロリーゼロのソーダを飲んだ人は血糖値が下がり、「目の前の小さな報酬」を選ぶようになりました。

ここで重要なことは、**被験者の選択を決めたのは、血糖値の絶対水準ではなく、変化の方向性だったことです。**だから糖尿病《とうにょうびょう》などで血糖値が高い人が意志力が強いというわけではありません。

血糖値が下がった人の場合、脳は食べ物をすぐに手に入れることを優先させて考えるようになるため、意志力が必要ない「目の前の小さな報酬」を選ぶようになるのです。

なお、**「血糖値が意志力の源である」**という事実は、人間に限ったことではないようです。アメリカのケンタッキー大学のホリー・ミラーたちによると、イヌに10分間じっと動かないでいるというように、セルフコントロールさせます。その後、血糖値を上げる飲み物を飲ませるグループと、カロリーゼロの飲み物を飲ませるグループに分け、解決困難な課題を与えます。すると、後者のイヌは前者に比べて、すぐに解決を諦《あきら》めてしまうことがわかりました。

その後の研究では、血糖値を上げると意志力が強まるほかに、記憶力がよくなったり、言語的な処理能力が高まるといった効果も確認されています。

このことを考えると、退屈な会議に出なければならないとか、大事な打ちあわせの前、あるいは子どものわがままにつきあわなくてはならない、などなど毎日の生活で意志力が必要なことをする前には、コップ１杯のジュースを飲むなどの方法で血糖値を上げておくとよいでしょう。

特にガムを噛むことは派生的な効果もあります。糖分が含まれたガムであれば血糖値が高まるだけでなく、「噛む」という行為には、長期的な記憶力を高める効果もあるからです。

意志力を鍛える方法②心拍変動を上げる

アメリカのケンタッキー大学の心理学者スーザン・Ｃ・セガストロームは、内的な葛藤状態にあるときの、心と身体の状態について検討しました。内的な葛藤には２つの種類があります。

第一は「やりたいことがあるのにやってはいけない状態」です。たとえばタバコを吸いたいが吸えない、食べたい物が目の前にあるのに食べられないなどです。

第二はやるべきことがあるのにやる気がしない状態です。困難な仕事を完成しなければいけない、寒い朝にジョギングに行きたくないといったことです。

セガストロームは特に前者について検討してみました。大学生に味覚のテストと称して、食事をせずに実験に参加してもらいます。

そこで彼らはチョコチップクッキー、チョコレートキャンディ、そしてニンジンが置いて

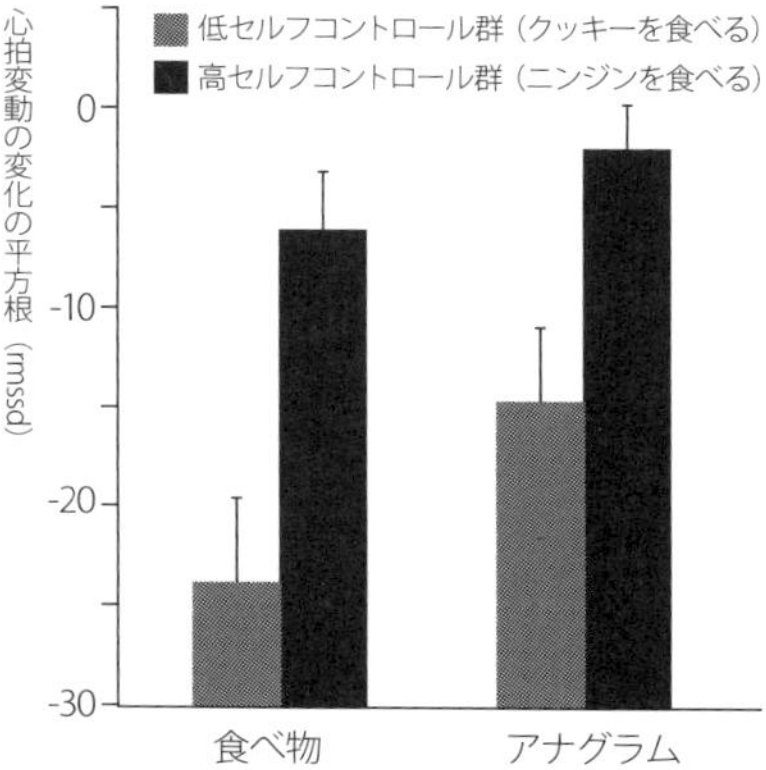

図14 クッキーを食べられなかった人の心拍変動は上昇していた

空腹を我慢している状態（ベースライン）からの変化を表している。ニンジンしか食べられなかった人はセルフコントロールを強いられたため、心拍変動も大きくなっている。その後、解答できないアナグラム課題を解いてもらう場合も、この傾向が続き、我慢を強いられることになる
[Segerstrom, S.C. & Nes, L.S., Psychological Science, 2007, 18, 275-281.より改変]

ある部屋に入れられ、「ニンジンならいくらでも食べてよいが、クッキーとキャンディには触らないように」といわれ、5分間待たされます。

5分後、彼らの心拍を測ってみると、彼らの心拍変動が上昇したのです。逆に「お菓子はいくらでも食べていいけれど、ニンジンはダメです」と5分間待たされた人たちは、心拍変動に変化はありませんでした（図14）。

このことから、心拍変動は意志力の指標であることがわかります。

ここで心拍変動とは何か見ていきます。

心臓は規則正しく拍動を繰り返して、血液を全身に送りだしています。しかしその一拍一拍の拍動の間隔は、時計のように常に一定なのではなく、それぞれの拍動の間隔がわずかに

長かったり短かったりするのです。

そのような変動の「ゆらぎ」を心拍変動といいます。心拍変動は、寝ている状態から急に起きて運動することで心拍数が速くなるという変化ではなく、じっとしている間に観察されるこのような心拍間隔の変動をいいます。

この心拍変動を起こす成分には２種類あります。呼吸と同じ周期を持つゆらぎと、血圧の変動と同じ周期を持つゆらぎです。

自律神経が正常に機能している場合、呼吸と同期したゆらぎと、血圧と同期したゆらぎが、心拍間隔のゆらぎとして観察されます。つまり、心拍はゆらいでいるのが正常であり、健康の証《あかし》なのです。

逆に、自律神経機能を薬物で抑えたり、移植手術などで自律神経系が切断されたときには、心拍間隔のゆらぎが消失し、機械のように等間隔で心拍を打つようになります。

心臓や呼吸は迷走神経によってもコントロールされています。第3章で見たように、迷走神経はネガティブな情動やストレスからの回復を促進する役割を持っています。ですから、心拍変動が大きいことは、迷走神経の活動が高いことの証拠であり、ネガティブな情動が湧いてもそれをコントロールしていける意志力も強くなると考えられます。

話をもとに戻しましょう。セガストロームは実験の結果、この心拍変動が意志力の指標だというのです。厳密にいえば、意志力が強い人が心拍変動が高くなるのではなく、**心拍変動が高いと意志力が強くなる**のです。ですから意志力を強めたいのなら、心拍変動を高める必要があるわけです。

もちろん生まれつきの個人差として、ふだんから心拍変動が高いために意志力が強い人もいれば、それが低いために意志力が弱い人もいます。しかし、**ストレスや不安や怒り、うつや孤独といった一過性の情動で心拍変動は低くなり、自己コントロールが弱くなる**のです。

ではどうすれば、自分で心拍変動を高くできるのでしょうか。次にその方法を紹介していきます。

意志力を鍛える方法③呼吸をゆっくりする

ある研究では、薬物乱用の患者に、ゆっくりと呼吸をする練習を毎日20分行ったところ、心拍変動が上昇して、欲求や憂うつな気分が緩和《かんわ》されることがわかりました。

息を吸うときは交感神経が、吐くときは副交感神経が優位になります。ですから**ゆっくりと完全に息を吐くことに意識を集中**してください。

呼吸の数は、1分に12回以下にまで減らせば、**心拍変動は確実に上昇します**。毎日続けて練習して、１分あたり４〜６回ほどにまで抑えることが目標です。

こうすると、前頭前皮質が活性化し、心拍変動が上昇するのです。

身体心理学者の春木《はるき》豊《ゆたか》によると、吐き切ったあとのポーズを長くすることがポイントだといいます。それは、緊張するときはポーズが短くなるからだそうです。だからゆっくりと吐きだしたあと、その状態でしばらく呼吸を止めて、それから吸うということを注意すればいいわけです。

また、順式腹式呼吸にも効果があることがわかっています。これは、お腹をへこませながら息を吐き、吐き終わったあとにお腹をゆるめて息を吸う呼吸法です。これを5分間続けるだけでも、心拍変動が３割も上昇することがわかっています。

浜松医科大学名誉教授の高田《たかだ》明和《あきかず》は、呼吸をゆっくりすると血中の二酸化炭素の濃度が上がり、それが脳内でセロトニンの分泌を促す結果、心が安定して平静になることを明らかにしています。

また東京国際大学の麓正樹《ふもとまさき》は、呼吸法を行うと脳の前頭前野《ぜんとうぜんや》の血液が増加して、ワーキングメモリ（作業記憶）や意欲が増大することを示しています。

呼吸をゆっくりすることで、心理的にもさまざまなよい効果があるのです。

意志力を鍛える方法④エクササイズ

アメリカのフロリダ州立大学の心理学者ロイ・バウマイスターは、被験者にセルフコントロールを要するさまざまなことをやってもらいました。たとえばクッキーをすすめられても我慢したり、怒りを抑えたり、氷水に腕をつけたまま我慢したりするといったことをやってみると、いずれの場合も被験者の自制心は時間の経過とともに低下していくことを発見しました。

そして感情を抑え続けると最後にはキレてしまい、必要のないものまで買ってしまったり、甘いお菓子を我慢させ続けると、チョコレートを無性に食べたくなるだけでなく、やるべきことを先延ばしにするようになったのです。

このようなことから、意志力というのは我慢することと種類が違っても、その源は同じところにあることがわかります。そしてセルフコントロールをしているうちに意志力を使い果たしていってしまうのです。だから朝から頑張り続けていると、昼すぎには頑張ることができなくなったり、まわりに当たり散らしたりしやすくなります。

そうなると、チャリティーに寄付したり他人を助けたりすることがなくなってきます。朝のラッシュ時よりも夕方のラッシュ時のほうが駅員への暴力行為が多いこともそのせいでしょう。飲酒をすると、さらに自制心が利《き》かなくなるため、ますますエスカレートしてしまうようです。

また無理なダイエットを続けていると、そのリバウンドが起こりやすいのもそのためです。このことから、「**意志力は筋肉と似ている**」ことがわかります。そして意志力は異なる場面で使っても消耗されることから、「意志力は一つの源から発揮される限られた資源である」こともわかります。

意志力を強めるためにはエクササイズが有効です。

オーストラリアのマッコーリー大学の心理学者ミーガン・オートンたちは、被験者にはジムの会員証を無料で配り、それをできるだけ多く利用するように求めました。最初の１ヵ月は平均利用数は週１回でしたが、２ヵ月の実験が終わるころには週３回まで増えました。すると被験者は実験室で行ったテストでは注意力や集中力が向上することがわかりました。

それだけではありません。日常生活での喫煙や飲酒、カフェイン摂取量までもが減少していました。そしてジャンクフードをあまり食べなくなり、健康的なものを食べるようになり、テレビを観る時間が減って勉強する時間が増えました。さらに衝動買いが減って貯金までも増えました。

被験者はうまく感情をコントロールできるようになり、ものごとを先延ばしにすることも減り、約束の時間に遅れないようにもなりました。なぜ、そのような効果があったのでしょうか。

エクササイズは心拍変動を上げ、脳を鍛えることにもなるので、自己コントロールのための身体機能が向上したのです。その結果、これまでやろうと思っていても億劫《おっくう》でなかなか続けられなかった他のことまでも、根気よく続けられるようになったのでしょう。

このように意志力は鍛えることができるのです。逆に、使いすぎると消耗していく点で、それは筋肉と似ているともいえるのです。

意志力を鍛える方法⑤ちょっと面倒なことをやってみる

意志力を鍛えるための、日常でできる別の簡単な方法もあります。

アメリカのノースウェスタン大学のエリー・フィンケルたちは、恋人に暴力を振るってしまう人に、以下のトレーニングに2週間参加してもらいました。

第1グループは、利き手ではないほうの手を使って、食事や歯磨きをしたりドアを開けたりしてもらうというように、日常の些細《ささい》な行動パターンを変えてもらいます。第2グループは、汚《きたな》い言葉を使うのを禁止され、「うん（yeah)」ではなく「はい（yes)」と答えるというように、**日常の些細な言葉づかいを変えて**もらいます。第3グループは特に何も指示されませんでした。

実験の結果、第1グループと第2グループの人は、嫉妬《しっと》心《しん》がめらめらと湧き起こったり、パートナーからないがしろにされたりといった、すぐにもキレそうなことが起きても、あまり反応しないようになりました。

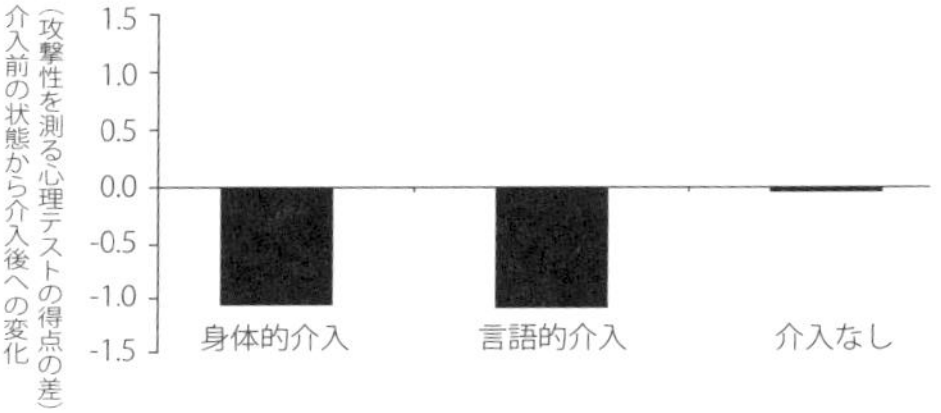

図 15　パートナーへの暴力をしている人に介入すると暴力が減る

［Finkel, E.J. et al., Journal of Personality and Social Psychology, 2009, 97, 483-499. より改変］

それに対して第3グループの人たちには、そのような変化は起きませんでした（図15）。

このように、苦痛なことではなく、些細なことでよいのです。**単に一呼吸おいて行動するという習慣を身につける**ことで、意志力は鍛えることができるのです。

その他の研究でも、たとえば姿勢をよくしたり、甘い食べ物を減らしたり、出費を記録したりするというような意志力が必要な小さなことを継続して行うと、意志力が強くなるという結果が出ています。

そのポイントは、自分が何をしようとしているのかに気づくことと、実行するのが容易なことよりも、**より困難な**

ほうをするということです。こうして、心の筋肉が鍛えられていくのです。

意志力を鍛える方法⑥タッチしてもらう

子どもを対象にしたおもしろい実験があります。「マシュマロ実験」という有名な実験です。５歳の子どもに椅子に座ってもらい、目の前に大好きなお菓子（マシュマロが多いが、そうでなくてもよい）を1つ置いて、実験者はこう言います。「いつ食べてもいいけれど、私が部屋に戻ってくるまで食べずに我慢できればマシュマロを2つ食べられるよ」。そして部屋を出てから10分後に実験者は戻ってきます。目の前のマシュマロを食べずにいられるかどうかを観察するのです。

アメリカの心理学者、ジュリア・レオナルドたちはこの実験を応用したやり方で実験をしました。一つのグループの子どもは実験者が説明をし終えて部屋を出る際に、やさしく子どもたちに触れましたが、もう一つのグループは触れられませんでした。そして10分間キャンディを食べずに待っていられるかどうか、観察してみました。

結果は、触れられた子どものほうが、平均すると2分以上も長く食べずにいられることがわかりました。

なぜこのようなことになったのでしょう。

過去の研究から、人に触れられると不安などのストレスが癒《いや》されることがわかっています。人は不安やストレスがあると、脳内のワーキングメモリが少なくなることもわかっています。そのため実験者に触れられることで不安が癒されてワーキングメモリが増えた結果、意志力が増えたのだと考えられています。

さらにマシュマロ実験のすごいところは、このような子どもの実験の結果が、将来にも影響しているという点です。

アメリカのスタンフォード大学の心理学者ウォルター・ミッシェルたちは、マシュマロ実験を受けた子どもたちのその後を追跡調査しました。すると彼らが高校生になったときにはかなり大きな差が出ていたことがわかりました。マシュマロを２つ食べられた子ども（つまり我慢強い子ども）は、ＳＡＴ（大学進学適性試験）のスコアが高かったのです。

ストレスに対しても平静に

なぜそのようなことで意志力が鍛えられるのでしょうか。脳をパソコンにたとえると、脳には一時的なメモリを蓄えるワーキングメモリがあると考えられています。人に批判されたり仕事に失敗するなどのストレスを受けたときに、この一時的な処理能力が高い人ほど、ネガティブな感情をコントロールできて、平静な気持ちでいられるのです。

それはストレスを受けたときに、自分の中にある手持ちの対処法の中で、どのような方法が最も効果があるのか、あれこれとワーキングメモリの中で考えて、自分にとって最も効果のある対処法を使うことができるからだと考えられています。

そのためには、**何か行動をする際に、自分なりのルールをつくってみる**ことがよいでしょう。たとえば、右利きの人が何かをするとき、左手でやるようにするとか、いつもは「俺」といっている人が、「僕」というようにするなどのほんの些細なルールでよいので、それを守ってみることです。

それを続けているうちに、何も考えずに自動的に行動をしていた習慣に気づき、状況と自分の行動との間に思考する間を空けることで、ワーキングメモリを増やしていくことになるのです。

第5章　健康心理学がすすめる健康法

本当によい刺激、効く刺激

私たちのふだんの生活では効率化が優先され、なにごとにつけスピード感が求められます。健康によいことも、「ゆっくり歩く」よりも「早足」が求められ、「弱いマッサージ」よりも「足裏を強く刺激する」ほうが健康に効果的であると思っている人が多いのではないでしょうか。

確かに、人にインパクトを与えるためには、「弱い」刺激よりも「強い」刺激がよいでしょう。しかし、私たちの心と身体にとって本当によい刺激、効《き》く刺激というのは、これらとは逆に、**「ゆっくりとした」「弱い」刺激**ではないかと思うのです。

その理由は、私たちの心と身体にとっては、「強い」刺激はむしろ逆効果であることが多いからです。強い刺激に対しては本能的に防衛したり、逆に反発したりして、自分を守ろうとしてしまうのです。

また、心と身体を一体のものとして考えてみると、心に与える影響は「ゆっくりとした」動きによってもたらされるからです。

ヨガや太極拳《たいきょくけん》のようなゆっくりした動きには、心がそこにともなうでしょう。つまり、身体の感覚を感じながら動かすことができるため、心も動きにともなって変化しやすいのだと思います。

たとえばマッサージを受けるとき、健康な人ほど強い刺激を求める傾向があります。弱い刺激を求める人は、多少なりとも心や体が弱っている傾向があるようです。

また私たちの生活の別の特徴として、心を変えようとする場合、焦点を心ばかりに当ててしまい、そこだけを変えようとすることがあげられます。しかし、たとえばストレスで余裕がなくなっている状態で、内面を変えていくことは非常にむずかしいのではないでしょうか。

もちろん、カウンセリングに行ったりすれば直接内面を変えてもらうこともできますが、自分でなんとかしようとする場合、それは徒労に終わるどころか、かえって症状を悪化させてしまうことさえあるのです。

心理学でも、人は自分のネガティブな面に注目すると、さらにネガティブな心が増幅されることもわかっています。そのような場合、**外から内面を変えていくことが大切**だと思います。元気がないとか、いきいきとした心が感じられないなどの症状があるときにはまず、生活スタイルを変えてみましょう。

たとえば猫背にならないように意識したり、散歩や半身浴を毎日続けて体温を上げるとよいでしょう。日光を浴びる時間を増やすのも有効です。落ちこんでいるときに内面を変えようとするよりは、こちらのほうがネガティブな面に着目しないですみ、しかも具体的ですぐに行動に移すことができますから、取りかかりやすいはずです。

以上のような観点から、自分でできる健康法を、内臓、皮膚、筋肉それぞれについて紹介していきます。

口呼吸は心身にダメージ

私たち人間が呼吸をするのは、鼻か口のどちらかです。動物はすべてそうですが、もともとは鼻から吸う鼻呼吸が自然なのです。それは鼻には吸った空気を浄化《じょうか》する機能が備わっているからです。鼻呼吸は空気中のほこりを取り、乾燥した空気に適度な湿度を加え、喉や肺にとって刺激の少ない空気にしてくれるのです。

口はもともと呼吸をするためにあるわけではありません。食べ物を食べるためです。ところが「しゃべる」ことを選択した人間は、口でも呼吸ができるように進化したのです。

しかし口呼吸をしてしまうと、乾燥した冷たい空気が口から直接体内に取りこまれることになり、口腔内《こうくうない》や喉《のど》が乾燥し、細菌などが直接侵入し、粘膜《ねんまく》に炎症が起きてしまいます。その結果、次の2つのことが起こります。

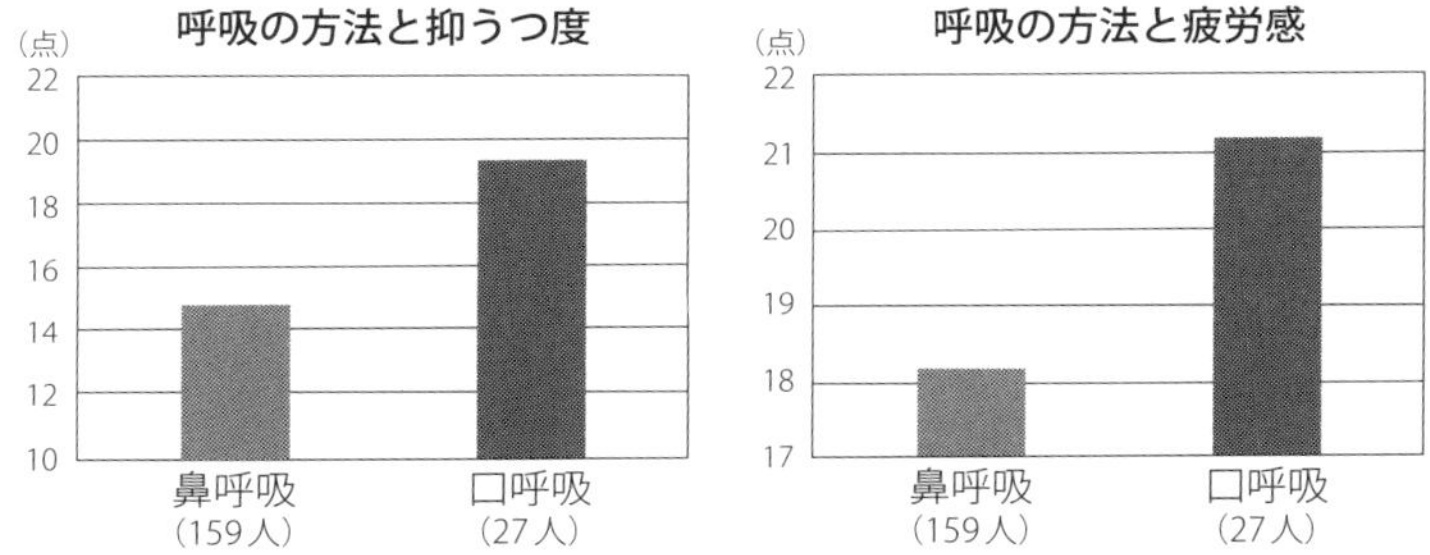

図 16　鼻呼吸と口呼吸

左：口呼吸は抑うつ度を高める　右：口呼吸は疲労感を高める

①免疫力の低下をまねく

口呼吸で体内にたくさん雑菌が取りこまれると、白血球やリンパ球などの免疫異常が生じるため、腎臓病《じんぞうびょう》、アレルギー、アトピー、肌荒れなどの原因になります。また、風邪をひきやすくなり、口臭、歯周病、虫歯などの原因にもなります。

②うつになりやすくなる

口呼吸は心理面にも悪影響を及ぼします。図16は私が大学生にしたアンケート調査の結果です。学生には「ふだん口呼吸をしているか鼻呼吸をしているか」について、自分で記入してもらいます。それと同時に、現在の疲労感と抑うつ度について心理尺度に記入してもらいました。すると図のように、口呼吸をしている人ほど疲労感も抑うつ度も高いことがわかりました。

それは、体内に雑菌が入った結果、炎症を起こしており、それを鎮《しず》めようと免疫系が闘っているため、疲れやすくなっていると考えられます。

口呼吸を鼻呼吸に変える方法

それでは、次に口呼吸をしている人を鼻呼吸に変える方法について、紹介しましょう。

鼻がつまっていると鼻呼吸をしにくいでしょう。鼻呼吸ができないからといって、口呼吸をしているとよけいに鼻がつまりやすくなります。

私も高校生の頃からの慢性的な鼻づまりがあり、口呼吸をしていました。いまでも鼻がつまると口呼吸になります。しかし、少しでも鼻がとおっていれば鼻呼吸ができるということに気がつきました。

少し苦しくても、口を閉じて鼻呼吸をしていると少しずつ鼻のとおりがよくなってくるのです。ゆっくりできる範囲で鼻呼吸をしているうちに、確実に鼻がとおっている時間が長くなりました。

まずは、鼻がつまっているときの解消法を紹介しましょう。鼻をつまんで息をそこに入れていくのです。

ステップ１：深く息を吸う
ステップ２：吐く息がなくなるまで、ゆっくりと息を吐く
ステップ３：鼻をつまむ
ステップ４：空を見て、地面を見るまで2秒くらいのスピードで頭を上下にゆっくり動かす
ステップ５：もう息が必要という、ぎりぎりのところまで続ける

この方法は、脳をだまして酸欠状態であると思いこませると、鼻腔の血流を少なくして鼻《び》腔《くう》を広げようとすることを利用したものです。

また、ふだんから鼻呼吸をするようにするためには、**舌を意識して持ちあげる**ことです。そのためには「あいうべ体操」が効果的です。

図17のように、口を大きく「あ～」「い～」「う～」「べ～」と動かしながら発声します。声は出さなくても構いません。できるだけ口を大きく動かすことがポイントです。「あ」から「べ」を1セットとして、一日に30セットほど行ってください。

舌の位置は本来、上顎《うわあご》にぴたりとついているのが理想です。

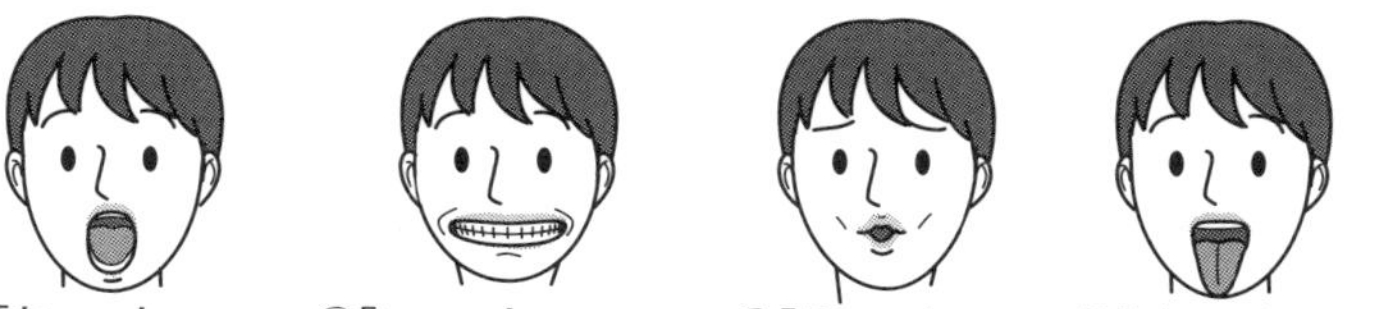

①「あ〜」と
口を大きく開く
なるべく縦の楕円形に近くなるようにして、喉の奥が見えるくらい口を開ける

②「い〜」と
口を横に開く
前歯が見え、頬の筋肉が両方の耳の前に寄る感じがするくらいが目安。首に筋が浮きでるとさらによい

③「う〜」と
口をとがらせる
思い切り唇を前に突きだすようにする

④「べ〜」と
舌を伸ばす
舌の先を下顎の先端まで伸ばすような気持ちで舌を出す

図 17 「あいうべ体操」のやり方
［今井一彰・岡崎好秀『口を閉じれば病気にならない』家の光協会より改変］

「あいうべ体操」を行っていると、早い人で3週間、遅い人で3ヵ月で呼吸が改善するでしょう。

この「あいうべ体操」に関連しているのですが、近年、迷走神経について多くのことがわかってきています。

ヒトの進化の過程で水の中での生活から、陸での生活に変わることで鰓《えら》が持っていた機能は咀嚼《そしゃく》、嚥下《えんげ》などの生命維持だけでなく、発声、表情、聞き取り、振り向くなどの社会交流システムを円滑に行うためのツールを得るために大いなる変化を遂げてきました。

「あいうべ体操」は、表情や舌を動かすことで迷走神経が刺激され、迷走神経の調整作用が出てくるようです。迷走神経は健康や病気に関わるとても重要な自律神経ですから、それを調節してリラックス機能を高めることは、健康にとってとてもよい効果を発揮するでしょう。

腸に効く腹式呼吸とバストリカ呼吸法

ここ数年大腸がんが増えています。２００４年には女性のがんによる死因の中で、大腸がんがトップになりました。いずれ男性も、大腸がんがトップになるだろうともいわれています。

がんの好発条件としては35度程度の低体温があげられています。そこで、ストレスで動きが鈍《にぶ》くなり、温度の低下した大腸を温める方法としてマッサージをするのも効果的です。

その方法として、腹式呼吸があります。**腹式呼吸でお腹の空気圧を上げたり下げたりすることによりマッサージと同じ効果を大腸に与える**ことができるのです。

もちろん大腸だけではなく腹圧を上げ下げすることによって、胃や肝臓、膀胱《ぼうこう》、子宮などの内臓すべてに刺激を与えることができます。

肋骨《ろっこつ》（胸郭《きょうかく》）を広げてするのが胸式呼吸であるのに対して、主に横隔膜《おうかくまく》の上下動を使ってするのが腹式呼吸です。

腹式呼吸の動きを継続してみるとわかりますが、お腹の空気圧が上がったり下がったりします。そのとき圧力がかかるのは横隔膜だけではありません。お腹（腹腔《ふくくう》）にあるすべての内臓に対して圧力がかかるため、腹式呼吸をリズミカルに行うということは、あたかもマッサージをしているかのように、内臓にリズミカルに圧力を加えることになります。

その結果、内臓の血液の循環がよくなります。

さらに、**腹式呼吸をすると、自律神経の副交感神経が優位になります。**特に息を長くゆっくりと吐くことで、効果が大きくなるのです。

副交感神経が優位になると、身体はリラックスし、内臓は消化・吸収を活発にするようになります。

こうして内臓の鬱血《うっけつ》は解消され、腸の蠕動《ぜんどう》運動は活発化して、血液がきれいになり、全身の血行がよくなるのです。

腹式呼吸に慣れてきた人には、少し上級編として「バストリカ呼吸法」がいいでしょう。

バストリカとは、「ふいごの呼吸法」とも呼ばれていて、肺に強制的に空気を出し入れする呼吸法です。ヨガの呼吸法の一つです。

「バストリカ呼吸法」では、肺に空気を入れて、大腸にたまっている老廃物を燃やす効果があるといわれており、腹式呼吸を速く行うことで、腸のはたらきを活発にし、全身の温度を上げる効果があります。

「バストリカ呼吸法」のやり方

ステップ１：胡座《あぐら》の姿勢で座る
ステップ２：背筋を伸ばしてお尻の穴から頭頂まで一直線になるようにする
ステップ３：お腹をへこませて鼻から息を吐き、腹筋を膨《ふく》らませながら素早く息を吸いこむ
ステップ４：吸って吐くのを１秒に１回程度の速いペースで10〜20回テンポよく繰り返す
ステップ５：終わったら楽な呼吸をして息を整える

▼注意点

慣れていない方が行う場合は注意が必要です。めまいを感じたら、すぐに中止しましょう。また妊娠期間中や生理中の方、耳や目に問題がある方も避けたほうがいいでしょう。

脛とふくらはぎのマッサージ

高齢者やスポーツをしている人には、脛《すね》のマッサージをおすすめします。
私の指導している大学院生の人見太一の実験によると、高齢者の下腿部《かたいぶ》をマッサージする

と、足裏の感覚に敏感になって、重心のバランスが整う効果があることがわかっています。基礎的な実験でも、下腿部をマッサージすると足裏の触覚に敏感になることがわかっているので、それが転倒防止にもつながるわけです。転倒防止ができれば、寝たきりになる高齢者も少なくなり、健康寿命をより長くすることができるわけです。

また、脛はもっともむくみが生じやすい部位です。

一般的に脚のむくみが生じやすいのは、一日中立って仕事をする人に多いのですが、じつは内勤で座って仕事をしている人にもよく見られる症状です。それは同じ姿勢をとり続けることで、脚の血液やリンパ液などの循環が悪くなって、細胞の隙間などに水分が停滞するからです。

また慢性的に疲労がたまったり、睡眠不足が続いたときにも脚のむくみが起こりやすくなります。それは心臓のはたらきが低下したために、血液を送りだす役割が低下してしまうからです。

中高年になって脚の筋力が低下した場合にも、むくみが起こりやすくなります。脚の筋肉（特にふくらはぎ）は、血液を心臓に戻すポンプの役割をしているため、筋力が低下すると血液がうまく戻らなくなり、血液中の水分が停滞するからです。

いずれの場合でも、マッサージが有効です。特に筋肉を揉《も》みほぐすような強いマッサージではなく、皮膚の表面を心臓の方向に向かって軽く撫《な》でるようにマッサージするのがよいでしょう。

さらに脚の静脈瘤《じょうみゃくりゅう》にも気をつけましょう。「エコノミークラス症候群」の名前で有名ですが、脚の静脈にできた血液の塊《かたまり》である血栓《けっせん》が、静脈の中で詰まってしまい脚が腫《は》れたり、それが肺などに飛んで呼吸困難を引き起こしたりする怖い病気です。

静脈瘤は脚にできやすいといわれています。それは心臓より下にあって心臓から遠いからです。血液が重力に逆らって心臓に上がっていくためには、ふくらはぎの筋肉と、血液の逆流を防ぐ弁の２つの機能が必要です。それらの機能が衰《おとろ》えてしまうと静脈に血液がたまり、こぶのように膨れてしまいます。

またスポーツをやっている人のコンディショニングのためには、少し強めに筋肉をほぐすようなマッサージが有効です。

ただし、筋肉や腱《けん》を直接つまんだり押したりするのではなく、あくまでも皮膚表面を意識して撫でることが大切です。

脚は私たちが立って歩いたり運動するためにとても重要です。ですから運動する前後にはきちんとアキレス腱を伸ばしておくことも忘れないようにしてください。

足の裏の大切さについてはよく耳にしますが、それと同じかそれ以上に、ふだんからの脚のケアは大切だと思います。

皮膚は強い刺激を望まない

前にも述べましたが、私は生物の身体に外側から刺激を加える場合、軽い力のほうが強い力よりもむしろ大きな影響を与えるのではないかと考えています。これは物体を対象にした物理学の原理とは矛盾《むじゅん》する現象ですが、生体の場合はむしろそのほうが正しいと思っています。

たとえば、私たちの皮膚は、蚊《か》が止まったり一本の髪の毛が付着しているといったような、かすかな刺激でも知覚することができます。むしろ、かすかな刺激のほうが気になってしまうでしょう。しかし椅子に座っているお尻への圧は相当のものですが、痔《じ》でもない限りはほとんど意識にはのぼりません。立っているときの足の裏の感覚も同じです。

同じことは、歯列矯正《きょうせい》の場合にもいえます。強い矯正力を加えると、歯根《しこん》の組織は強く圧迫され血行障害を起こしその部分は壊死《えし》性の変性を起こしてしまい、歯の移動は遅くなるといいます。それに対して弱い力を加える場合、変性組織ができないため、歯は早く動いてくれます。

これは、鍼灸治療《しんきゅう》にもいえるでしょう。鍼《はり》というと、私たちはすぐに皮膚に鍼を刺すものだと考えてしまい、痛いのではないかと怖がってしまいます。しかし、前にも述べたようにほとんどの鍼灸治療では、鍼を寝かせて皮膚の表面を軽く擦《さす》ったり、鍼の先端で軽く刺激したり、「刺す」としても先端だけをわずかに皮膚に入れて刺激をする程度なので、痛みはほとんどありません。

また小児鍼のように、金属製のヘラのようなもので子どもの皮膚表面を軽く擦るだけで、子どもの夜泣きがなくなったり、疳《かん》の虫が減ったりといった効果が表れてくるのです。

ですから、足裏などをぎゅうぎゅうと強く押して痛みを我慢させるようなやり方は、かえって間違っていると思います。痛みがあると身体は防衛反応を起こして、逆に固くなってしまうからです。「身を固めた」状態ではどんな刺激も受け入れようとしないでしょう。

もう少し厳密にいえば、面として皮膚に垂直方向に大きな圧をかける刺激はあまり感じません。しかし触れるか触れないかといった軽い圧でも刺激を水平に動かしたとすると、これは大きな影響を与えます。

また、触れるときと手を離すときは、強い刺激が加わるため、注意しなければいけません。「点として」「いきなり（急加速で）」触れてしまうと、刺激としては強くなるため、触れられる人はびっくりして身構えてしまいます。そうではなく、「面として」「ゆっくりと」触れるようにするとさらによいでしょう。手を離すときも同じことがいえます。

「腕マッサージ」のすすめ

以前NHKのテレビ番組で、「C触覚線維《せんい》」について紹介してきました。それは、腕に軽く触れながらマッサージすることで、スポーツや試験で実力を発揮できるようになる、という実験でした。

皮膚にあるC触覚線維を刺激すると、脳の「島皮質《とうひしつ》」や視床下部《ししょうかぶ》に届くため、自律神経のバランスを回復させて、意識を自己に向けさせるため、快適な覚醒状態にすることができるわけです。

私たちは緊張したりストレスを過度に受けると、頭の中が真っ白になって何も考えられなくなったり、血流が身体の末梢《まっしょう》に行き渡らなくなり、身体がガチガチになってしまうのです。

腕マッサージは、そのような状態のときに、自律神経の副交感神経を刺激するため、バラン

スを取り戻し、「快適な覚醒状態」に戻すことができるのです。

やり方は簡単です。

①肩から手の甲までを、５秒数えながらゆっくりと撫でる（1秒に5センチ程度の速さで）

②撫でる手は、適度な圧をかけて、毛の流れに沿って上から下への一方向で撫でる

これを3分間やれば、効果が表れてきます。

補足ですが、C触覚線維は腕と顔に密集しています。ですから、**顔をゆっくり撫でても同様の効果があります。**また、オイルをつけて行うと、リラックス効果があり、ベビーパウダーなどの粉をつけて行うと、快の触覚が研《と》ぎすまされ、快感につながるようです。

アクティベーションとリラクセーション

最後に、身体に注目したストレス発散やリラクセーションのやり方を紹介します。

一つは、身体を動かしてストレス発散や気分転換を目的としたものです。もう一つは、身体はあまり動かさずに、身体内部の感覚に注目する方法です。

前者をアクティベーション、後者をリラクセーションといいます。

これら2つは目的が大きく異なります。読者の方は自分に合った方法、あるいは現在の自分にとって必要と思われる方法をやってみるとよいでしょう。もちろん、両者は競合しませんから、両方をやっても構いません。

●アクティベーション・エクササイズ――クアオルト健康ウォーキング

ドイツ語でクアオルト（kurort）は、クア（kur）「治療や療養、保養のための滞在」と、オルト（ort）「場所、地域」を合わせた「療養地」または「健康保養地」という意味です。クアオルトは、高品質な長期滞在型の療養地で、土壌（鉱泉を含め、泥や気体）・海・気候・水療法のクナイプ式という、治癒《ちゆ》、緩和《かんわ》、予防に効果のある4つの自然にある治療要素を活用し医療保険が適用される、国が認定した特別な地域を指します（日本クアオルト研究所HPより）。

気候性地形療法の特徴の一つは、個人の体力に合わせた運動リスクの少ないウォーキングで、運動負荷を心拍数（脈拍）の測定でコントロールします。

目標となる心拍数は、「160－年齢」で、運動負荷《ふか》としては55～60パーセント程度となり、全力の半分を少し超えた程度の強さで、苦しさが少ないものです。

なぜこのウォーキングを勧めたいかというと、運動の効果に皮膚感覚を取り入れているからです。つまり、運動中「やや冷える（運動時の体表面温度が運動前と比較して平均２度低くなる状態）」と感じる服装で行うと運動効果が高まるのです。汗をうまく気化させて体表面の温度を下げて運動すると、効果が上がるのです。

実際、小西真幸《こにしまさゆき》（早稲田大学の生理学者）の研究では、皮膚温を２度下げてウォーキングを行うと、そうでない場合よりも、運動中の心拍数が10拍ほど低くなったそうです。また主観的な運動強度は、皮膚温を２度下げたほうが低くなったそうです。

ドイツでは、心臓のリハビリや高血圧、骨粗しょう症の治療などに活用されています。日本における気候性地形療法は、医療行為ではありませんが、さまざまな状態の方に対応した「健康づくり」として実施されています。

なお、このクアオルト健康ウォーキングでは特にいわれていることではありませんが、自分の姿勢をチェックして歩き方を意識すると正しい姿勢が自然にとれて、より効果的です。それは２点あります。一つはお尻の穴を締めて歩くことを意識すること、もう一つは踵《かかと》から着地し、つま先で蹴《け》るように歩くことです。

これら簡単なことを意識して歩くだけで、正しい姿勢が自然にとれて、正しい歩き方ができるので、姿勢の矯正《きょうせい》にもなるのです。

●リラクセーション・ストレッチ――マインドフルネス

抑うつ的だったり、不安やイライラ、ストレスが高かったり、スポーツ競技をしている人などに適したやり方です。

マインドフルネスは、いまここでの自分に対して愛情に満ちた関心を払うことであり、自己評価に邪魔されたり過去や未来を心配したりせずに、いま現在から深く経験し学ぶことを可能にします。人は「いま、ここ」のことに意識を向け続けるのが苦手です。すでに起きてしまった過去のことをくよくよと思い煩《わずら》ったり、まだ起きてもいない将来のことを悩んだりしています。そうした態度をマインドレスといいます。

マインドフルネスというのは、自分の身体の感覚や呼吸に意識を向け続けることで、いま、ここで起きていることに対して、評価せずに受け入れることなのです。

特に自分の身体の感覚や呼吸に温《あたた》かい意識を向け続けていると、自分自身を肯定的に受け入れる態度ができてきます。そしてそれは、困難なことが起きても立ち直る力であるレジリエンスを高めることにもつながっていきます。

自分の感情にも客観的に気づくことができるようになってくるため、うつや不安、イライラなどのネガティブな感情とも距離をおいて気づくことができるようになります。客観的に気づけるということは、それに巻きこまれていないということですから、コントロールすることもできるようになります。

そしてこうした態度がセルフコンパッション（自己慈愛）にもつながっていきます。それは、自分の身体の感覚と対話しながら気づくようになれるため、自然と自分自身に愛情を持てるようになるのです。

そしてその効果はしだいに自分だけでなく、他人と接する際にも相手を気づかい、相手の状況や考えに配慮しつつ、思いやりを持って接することができるようになります。

マインドフルネスでは最も基本となるやり方が呼吸です。

【3分間呼吸法】

①確認

ストレスやプレッシャーが高まったとき、近くの適当な場所に座る。手は身体の横に自然にたらし、目は閉じても閉じなくてもどちらでもよいです。

続いて、いまの自分の状態をチェックしていきます。具体的には、「いま、頭に浮かんでいる考え」「いまの気分」「身体の感覚」の３つにそれぞれ注意を向けてみます。いまの状態が感じられればよいため、何かを変えようとしなくてもよいのです。これを1分程度やってみましょう。

②注意の集中

意識をお腹に向けて、自分の呼吸を観察しましょう。息を吸うとお腹がふくらみ、息を吐くとお腹がへこむのを、1回ごとによく感じていきます。

注意がそれたら、「他のことを考えてしまっていたなあ」とだけ意識して、何度も意識をお腹に戻せばそれでよいのです。これを1分続けましょう。

③注意の拡散

意識の対象を、お腹から身体全体に広げていきます。自分の表情や両手足の感覚などをぼんやりとでも意識していくようにします。これも1分続けましょう。

もし全身の感覚へ一気に意識を向けるのがむずかしければ、足の裏↓足↓手↓手のひら、のように、それぞれの身体の一部分の感覚へ順番に注意を向けていってもいいです。これを1分続けます。

●参考文献

『「幸せ時間」ですべてうまくいく!』ロータ－・J・ザイヴァート　小川捷子訳（飛鳥新社）
『脳はバカ、腸はかしこい』藤田紘一郎（三五館）
『腸内革命』藤田紘一郎（海竜社）
『マインド・タイム』ベンジャミン・リベット　下條信輔訳（岩波書店）
『「応援したくなる企業」の時代』博報堂ブランドデザイン（アスキー・メディアワークス）
『トレーダーの生理学』ジョン・コーツ　小野木明恵訳（早川書房）
『WILLPOWER 意志力の科学』ロイ・バウマイスター　渡会圭子訳（インターシフト）
『セカンド・ブレイン』マイケル・D・ガーション　古川奈々子訳（小学館）
『内臓がうみだす心』西原克成（NHKブックス　日本放送出版協会）
『内臓感覚』福土審（NHKブックス　日本放送出版協会）
『「脳の炎症」を防げば、うつは治せる』最上悠（永岡書店）
『バカな研究を嗤うな』藤田紘一郎（技術評論社）
『皮膚感覚と人間のこころ』傳田光洋（新潮選書　新潮社）
『生存する脳』アントニオ・R・ダマシオ　田中三彦訳（講談社）
『顔は口ほどに嘘をつく』ポール・エクマン　菅靖彦訳（河出書房新社）
『世界でひとつだけの幸せ』マーティン・セリグマン　小林裕子訳（アスペクト）
『スタンフォードの自分を変える教室』ケリー・マクゴニガル　神崎朗子訳（大和書房）

おわりに

2019年2月9日、師匠の春木豊《はるきゆたか》先生が永眠されました。

私が身体心理学に興味を持つようになり、このような本を執筆することができたのも、ひとえに師匠のお陰です。心よりご冥福をお祈りします。

師匠が創始した身体心理学は、ヨガや座禅、太極拳《たいきょくけん》などを実践してきた師匠の身体知がベースになって創《つく》られた学問です。

師匠は常々おっしゃっていました。身体心理学は実践が大事だ、と。実践しないとわからないのだ、と。

私自身、師匠に瞑想《めいそう》（マインドフルネス）を教えてもらい、10年以上は続けてきましたが、まだまだ実践に乏《とぼ》しく、とても師匠に近づける域まで到達していません。

拙著を天国の師匠に捧げます。

山口《やまぐち》　創《はじめ》

本書は『腸・皮膚・筋肉が心の不調を治す』（小社刊）を
大幅に加筆・新編集し、改題しました。

著者略歴

一九六七年、静岡県に生まれる。早稲田大学大学院人間科学研究科博士課程を修了。専攻は、身体心理学、健康心理学。桜美林大学リベラルアーツ学群教授。臨床発達心理士。

著書には『人は皮膚から癒される』『手の治癒力』（以上、草思社）、『皮膚感覚の不思議』（講談社ブルーバックス）、『皮膚は「心」を持っていた！』（青春新書インテリジェンス）、『子育てに効くマインドフルネス』（光文社新書）などがある。

からだの無意識《むいしき》の治癒力《ちゆりょく》

——身体《からだ》は不調《ふちょう》を治《なお》す力《ちから》を知《し》っている

二〇一九年七月八日　第一刷発行
二〇二〇年五月一八日　第六刷発行

著者　山口《やまぐち》創《はじめ》
発行者　古屋信吾
発行所　株式会社さくら舎　http://www.sakurasha.com
東京都千代田区富士見一-二-一一　〒一〇二-〇〇七一
電話　営業　〇三-五二一一-六五三三　FAX　〇三-五二一一-六四八一
編集　〇三-五二一一-六四八〇
振替　〇〇一九〇-八-四〇二〇六〇

装丁　アルビレオ
装画　Alinari／アフロ（レオナルド・ダ・ヴィンチ）
印刷・製本　中央精版印刷株式会社

ISBN978-4-86581-207-7

さくら舎の好評既刊

水島広子

イライラを手放す生き方

心の強い人になる条件

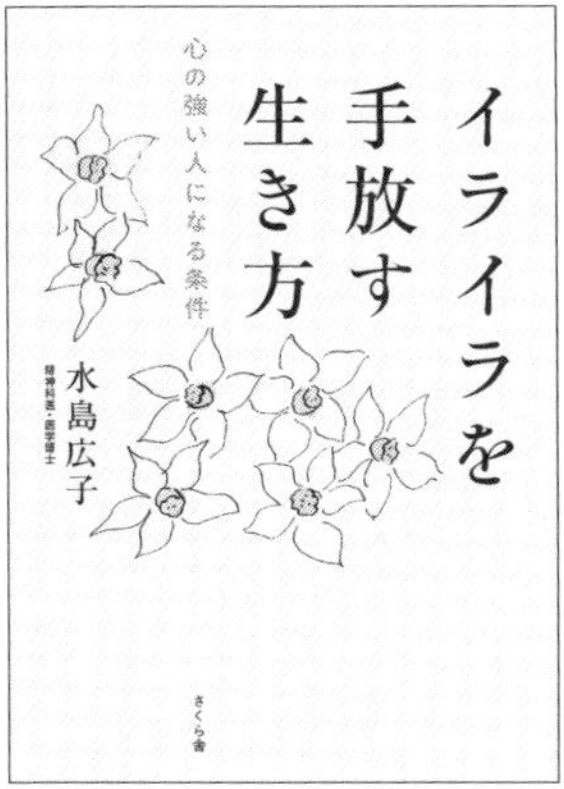

対人関係療法の第一人者が「イライラのもと」を
解明！　やっかいな情緒不安定を解消する方法！
イライラが消え、つらい人生がたちまち好転！

1400円（＋税）

定価は変更することがあります。